贴贴穴位百病消

秦丽娜　主编

中国纺织出版社

图书在版编目（CIP）数据

贴贴穴位百病消 / 秦丽娜主编. —北京：
中国纺织出版社，2019.1（2019.6重印）
ISBN 978-7-5180-5242-4

Ⅰ. ①贴… Ⅱ. ①秦… Ⅲ. ①穴位疗法 – 通俗读物
Ⅳ. ① R245.9-49

中国版本图书馆 CIP 数据核字（2018）第 164368 号

编委会：张海媛　范永坤　李玉兰　黄　辉　黄艳素
　　　　赵红瑾　毛燕飞　黄建团　王永新

责任编辑：樊雅莉　　　　　责任印制：王艳丽

中国纺织出版社出版发行
地址：北京市朝阳区百子湾东里A407号楼　邮政编码：100124
邮购电话：010—67004422　传真：010—87155801
http: //www.c-textilep.com
E-mail: faxing@c-textilep.com
中国纺织出版社天猫旗舰店
官方微博http://weibo.com/2119887771
天津千鹤文化传播有限公司印刷　　各地新华书店经销
2019年1月第1版　2019年6月第2次印刷
开本：787×1092　1/16　印张：12
字数：165千字　定价：36.00元

前　言

　　前段时间，我正在出诊，一位出版社的编辑敲开了诊室的门，他希望我从中医角度出一本关于肚脐敷贴的书。刚刚听到这个选题我确实很感兴趣，因为我当时正在做一个中医外治疗法的课题，我很希望能将中医这一博大精深的外治疗法发扬光大，可是我内心深处却又生出许多担忧。首先最让人无法掌控的就是时间问题，大家都知道医生这个职业是极其繁忙的，琐事众多，我担心不能拿出整块时间参与写作而延误出书日期；再者，我担心内容太过于专业，普通读者不易接受，毕竟我是一名医生，一切病例分析、贴方用药都要从专业角度出发；我还担心……

　　出版社的编辑很专业，他看出了我的顾虑，对我说："秦主任，您不要有太多的顾虑，好书是经过千锤百炼的，是需要用时间去打磨的，所以我们会给您充足的时间组织编写稿件，另外我们也会有医学专业的编辑为您进行文稿修饰，您只要把贴脐疗法的精华内容及切实可用的药方写出来，相信读者们一定会大赞的。"

　　在与出版社编辑的一番沟通后，我那颗摇摆不定的心才算放下。经过一年多的写作，这本关于肚脐敷贴的稿件终于完成了。为保证贴方的科学性，我参阅了古今众多医学文献并结合自己多年的临床经验，给出了100多种切

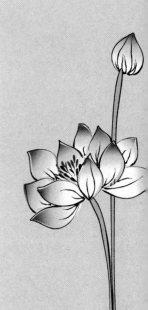

实可用的贴方，并根据不同病症给予详细的病理说明。

　　说实话，这本书的顺利完稿要真心感谢出版社的编辑。在写稿过程中编辑花费了大量的时间与我磨合语句文字的大众化问题，并将书中晦涩难懂的中医理论改成通俗易懂的亲民语言，他们还经常对我说："秦主任，咱们的文字要'接地气儿'"，每每听到这样的提示，我都会抿嘴而笑，心里重复着"接地气儿"。编辑们还在版式设计上花费了大量的时间，绞尽脑汁地查找元素，希望给读者们一种既时尚又有传统感的视觉效果。我再次向参与本书的编辑、美编表达谢意。

　　最后我希望普天之下的所有读者都能从本书中受益，也希望读者朋友用一颗宽容的心接受本书的不足之处，并提出您的宝贵意见！

祝大家身体健康、工作顺利、生活愉快！

——秦丽娜

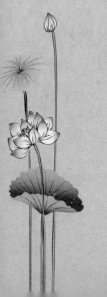

目　录

第一章　探究千年国医的秘术——贴穴疗法

第二章 贴穴"治未病"，摆脱亚健康

第三章 常见病症自己贴，等于家有半个医

第四章　男女尴尬不用慌，贴穴良方帮你忙

第五章 上有老、下有小，贴穴疗方少不了

第六章 国医贴穴妙用多，享"瘦"美丽看得见

十四经络

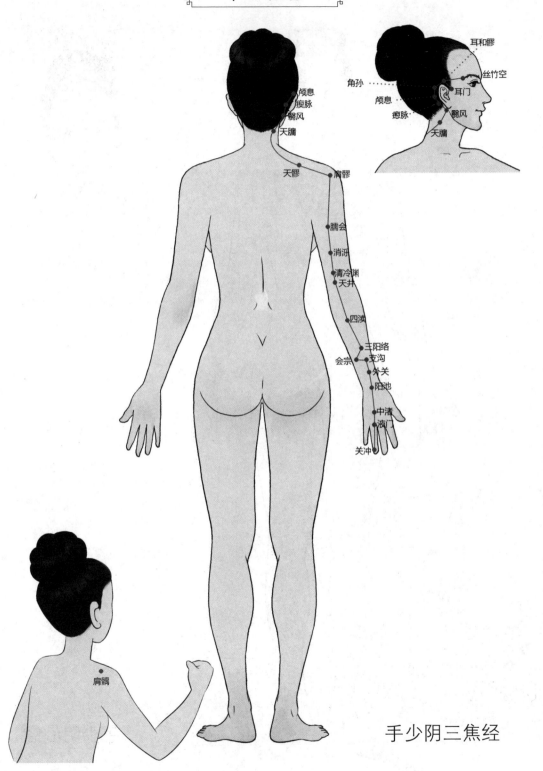

耳和髎
丝竹空
角孙
耳门
颅息
瘈脉
翳风
天牖

颅息
瘈脉
翳风
天牖

天髎
肩髎

臑会
消泺
清冷渊
天井

四渎

三阳络
会宗
支沟
外关
阳池

中渚
液门

关冲

肩髃

手少阴三焦经

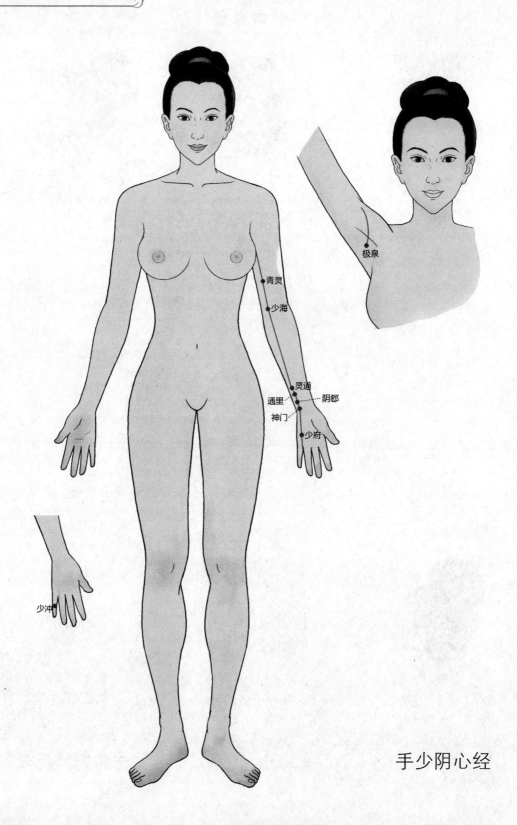

极泉

青灵

少海

灵道
通里 阴郄
神门
少府

少冲

手少阴心经

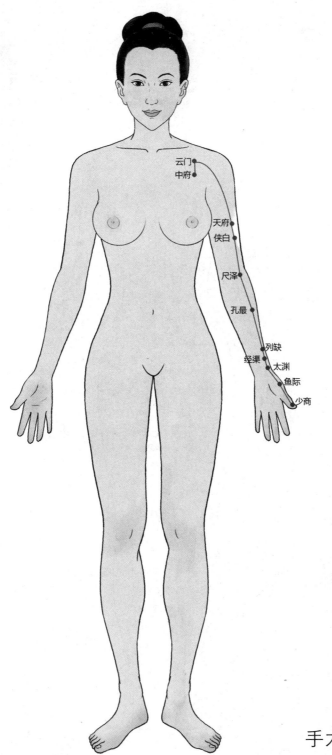

云门
中府
天府
侠白
尺泽
孔最
列缺
经渠
太渊
鱼际
少商

手太阴肺经

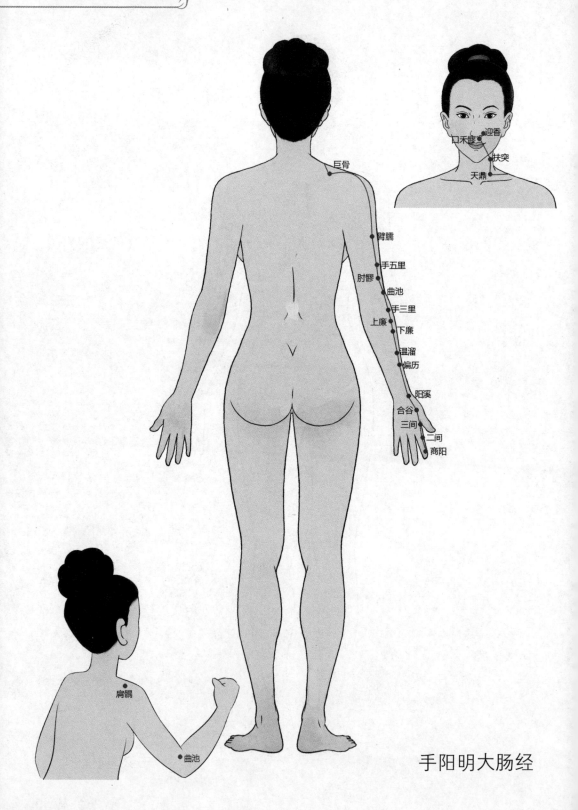

巨骨

迎香
口禾髎
扶突
天鼎

臂臑

手五里

肘髎
曲池

手三里
上廉
下廉

温溜
偏历

阳溪

合谷
三间
二间
商阳

肩髃

曲池

手阳明大肠经

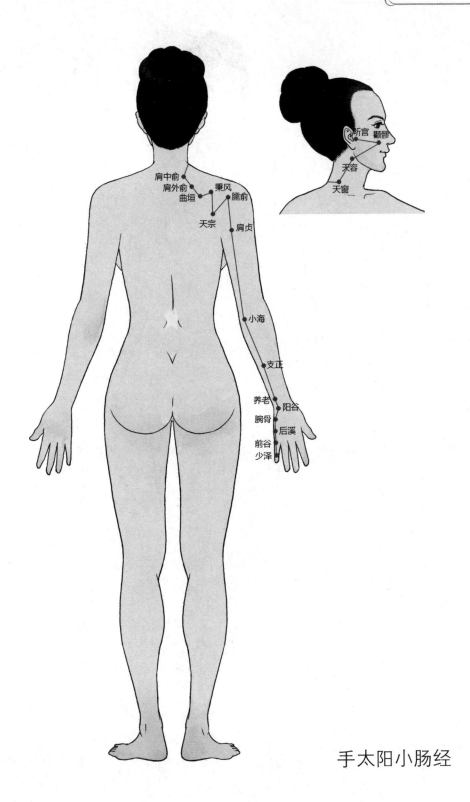

肩中俞
肩外俞
曲垣
秉风
臑俞
天宗
肩贞

听宫
颧髎
天容
天窗

小海

支正

养老
阳谷
腕骨
后溪
前谷
少泽

手太阳小肠经

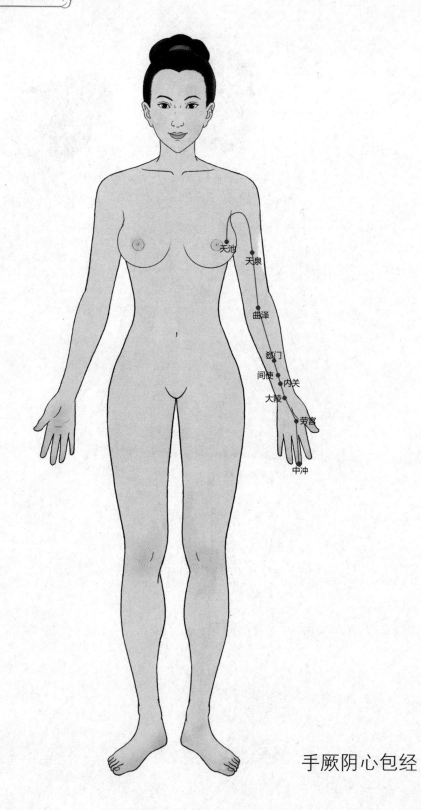

天池
天泉
曲泽
郄门
间使 内关
大陵 劳宫
中冲

手厥阴心包经

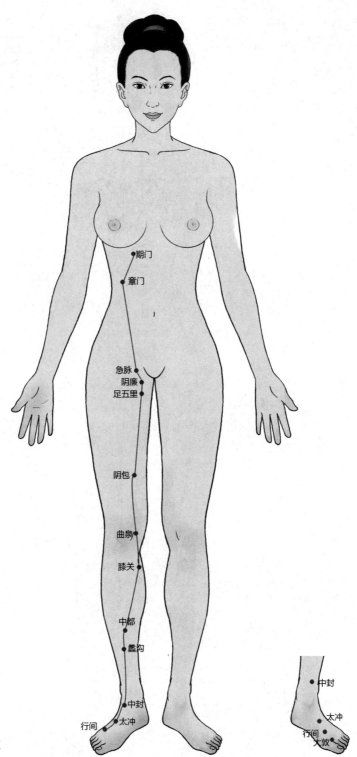

期门
章门

急脉
阴廉
足五里

阴包

曲泉

膝关

中都
蠡沟

中封
行间 太冲

中封

太冲

行间
大敦

足厥阴肝经

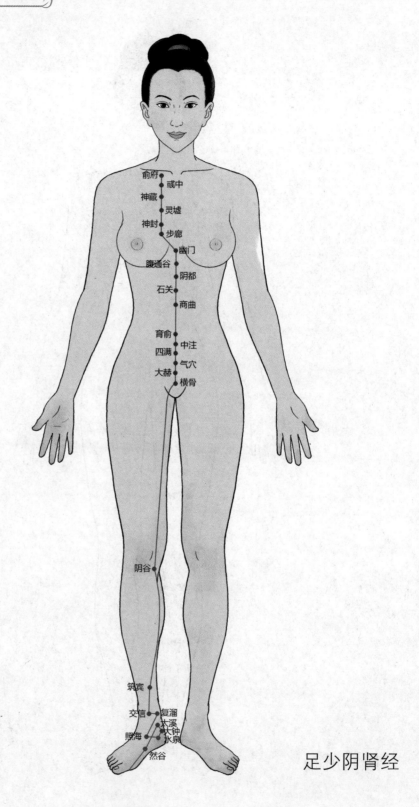

俞府
彧中
神藏
灵墟
神封
步廊
幽门
腹通谷
阴都
石关
商曲
肓俞
中注
四满
气穴
大赫
横骨
阴谷
筑宾
交信
复溜
太溪
照海
大钟
水泉
然谷

足少阴肾经

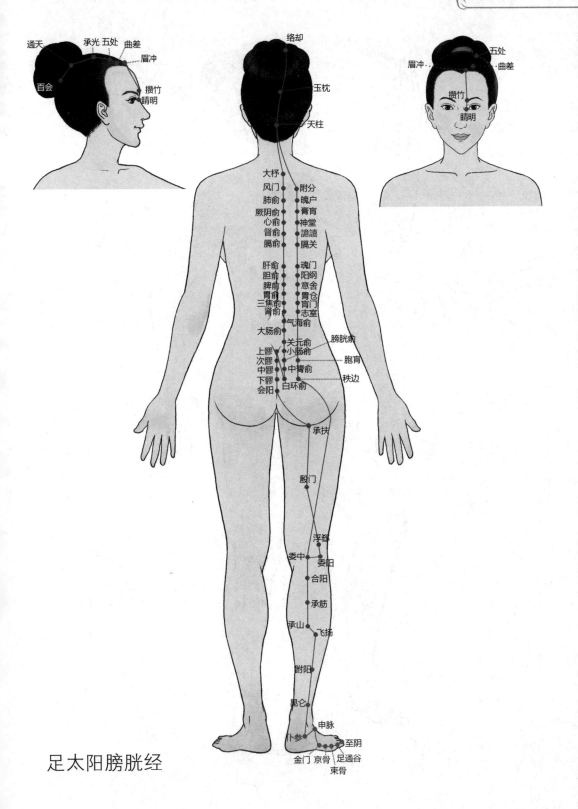

通天　承光 五处 曲差
眉冲
百会　　　攒竹
　　　　睛明

络却
玉枕
天柱

大杼
风门　　附分
肺俞　　魄户
厥阴俞　膏肓
心俞　　神堂
督俞　　譩譆
膈俞　　膈关

肝俞　　魂门
胆俞　　阳纲
脾俞　　意舍
胃俞　　胃仓
三焦俞　肓门
肾俞　　志室
　　　　气海俞
大肠俞
　　　关元俞　膀胱俞
上髎　　小肠俞
次髎　　　　　胞肓
中髎　　中膂俞　秩边
下髎　　白环俞
会阳

承扶

殷门

浮郄
委中　　委阳
　　　　合阳
　　　　承筋
承山　　飞扬

跗阳

昆仑

申脉
仆参　　　　至阴
　　　　　足通谷
金门 京骨　束骨

眉冲　　　五处
攒竹　　　曲差
　　睛明

足太阳膀胱经

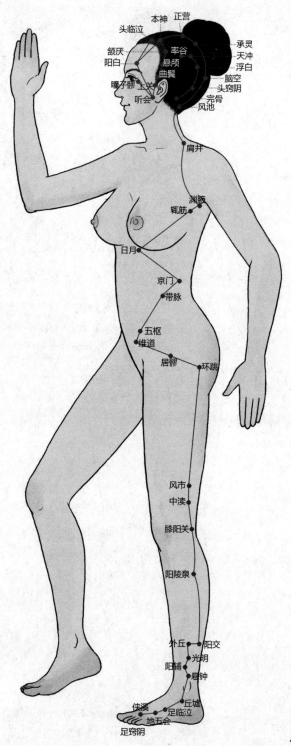

本神　正营
头临泣
颔厌　率谷　承灵
阳白　　　天冲
悬颅　　浮白
曲鬓　脑空
瞳子髎　上关　头窍阴
听会　完骨
风池
肩井
渊腋
辄筋
日月
京门
带脉
五枢
维道
居髎　环跳
风市
中渎
膝阳关
阳陵泉
外丘　阳交
阳辅　光明
悬钟
侠溪　丘墟
地五会　足临泣
足窍阴

足少阳胆经

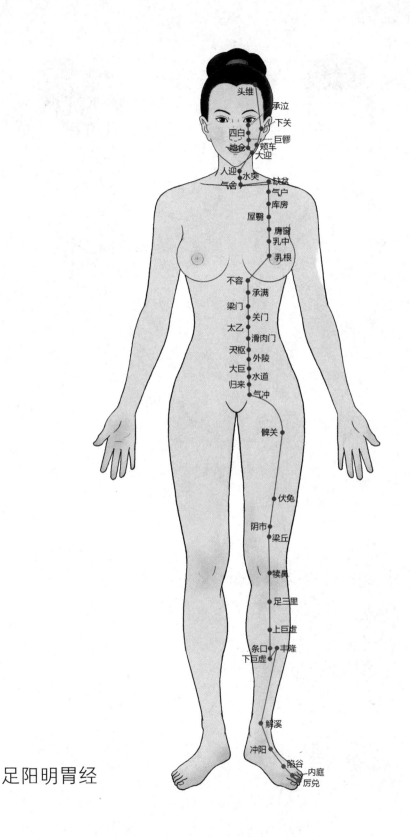

头维
承泣
下关
四白 巨髎
地仓 颊车
大迎
人迎 水突
气舍 缺盆
气户
库房
屋翳 膺窗
乳中
乳根
不容 承满
梁门 关门
太乙 滑肉门
天枢 外陵
大巨 水道
归来 气冲

髀关

伏兔
阴市 梁丘

犊鼻
足三里
上巨虚
条口 丰隆
下巨虚

解溪

冲阳
陷谷
内庭
厉兑

足阳明胃经

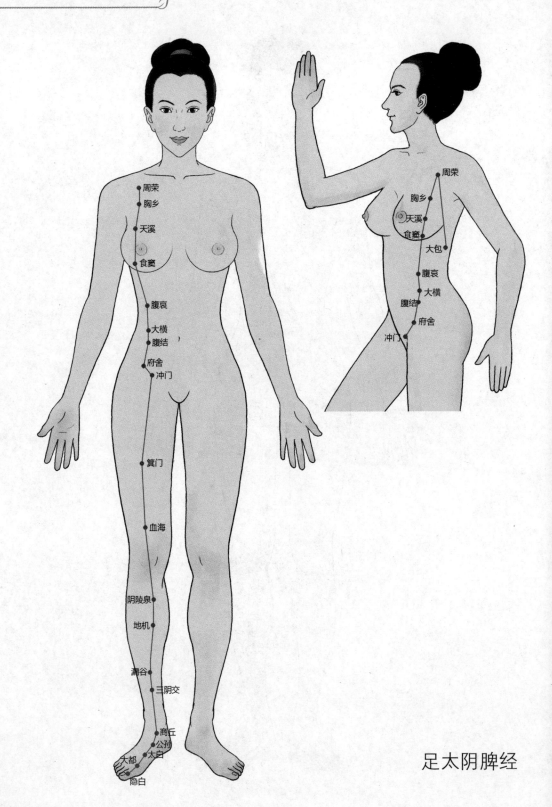

周荣
胸乡
天溪
食窦
腹哀
大横
腹结
府舍
冲门
箕门
血海
阴陵泉
地机
漏谷
三阴交
商丘
公孙
太白
大都
隐白

周荣
胸乡
天溪
食窦
大包
腹哀
大横
腹结
府舍
冲门

足太阴脾经

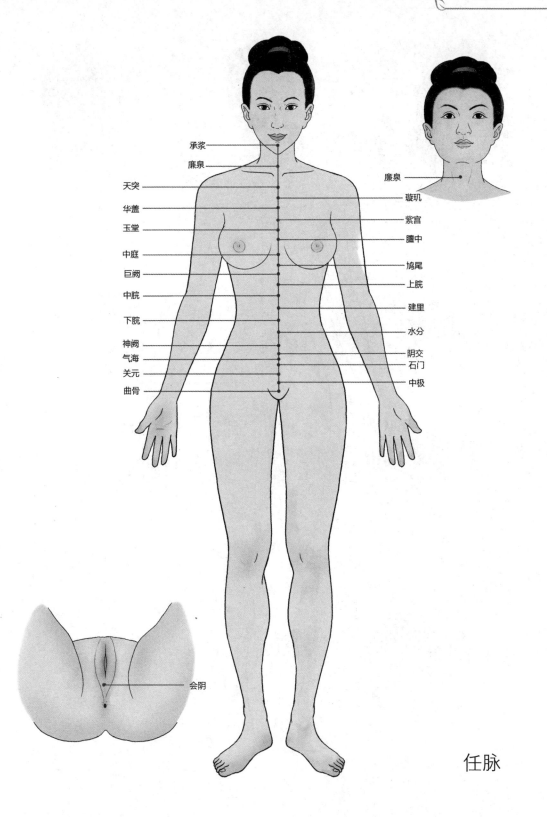

承浆
廉泉
天突
华盖
玉堂
中庭
巨阙
中脘
下脘
神阙
气海
关元
曲骨

廉泉
璇玑
紫宫
膻中
鸠尾
上脘
建里
水分
阴交
石门
中极

会阴

任脉

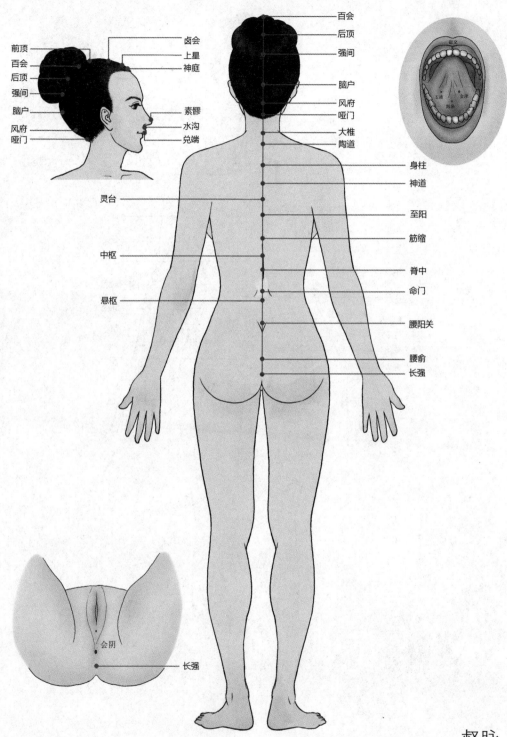

前顶
百会
后顶
强间
脑户
风府
哑门

卤会
上星
神庭

素髎
水沟
兑端

百会
后顶
强间

脑户
风府
哑门

大椎
陶道

身柱
神道

至阳
筋缩

脊中
命门

腰阳关

腰俞
长强

灵台

中枢

悬枢

会阴

长强

督脉

第一章

探究千年国医的秘术
——贴穴疗法

　　贴穴疗法，又称为穴位贴敷法，或敷熨疗法，是中医的传统疗法之一，是中医学自成一派的外治疗法，是国医传承千年的疗疾秘术。贴穴疗法以中医的经络学说为依据，将一些具有特定疗疾效果的药物通过穴位直接输送到病变组织器官，从而达到治病的目的。具有使用安全、操作简单、价格低廉、起效快速等优点，是目前家庭保健养生的首选。

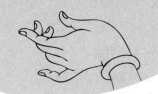

启动人体自带的保健药——穴位

✳ 穴位，国医最神奇的发现

在世界医学界，中医学的经络穴位一直是神秘莫测的角色。穴位，是中医学最神奇的发现，是人体自带的保健药，是贴穴疗法最重要的基础知识。认识贴穴疗法，我们就要先从认识穴位开始。

穴位的发现

早在远古时代，我们的祖先一旦身体的某一部位或脏器发生疾病，就会在疼痛部位砭刺、叩击、按摩、针刺、火灸等，他们发现这样可以减轻或消除疼痛，于是就把这些部位视为一些特定的点。这种以疼痛部位做为"点"的疗疾方式，是穴位被发现的最初阶段。后来，人们发现刺激某些"点"或"部位"时，那种或酸或麻或胀痛的感觉会沿着一定的路线传导和扩散，这就是经络的雏形。穴位和经络，是中医学的基础理论之一。

穴位，中医学对其的规范命名是腧穴。《黄帝内经》认为，"穴"有"洞""孔"的意思，而"腧"含有输注之意，形容人体的腧穴就如同泉溪江河流经的孔隙洞穴在地表的反馈。也就是说，腧穴是人体经气在经脉中行走时经过的空隙洞穴在体表的反应点。这是中医对穴位最原始，也是最基本的认识。

穴位的命名

中医对穴位的命名，有一定的规律。首先，以阴阳、脏腑命名，如阳陵泉、阳池、肾俞、肺俞等；其次，以穴位的位置、作用来命名，如后溪位于前谷之后两谷之间（谷与谷之间为"溪"），刺激足三里穴可以让人再行三里；再次，与天、地、门、泉、泽、池等有关，如天枢、曲泽、涌泉等；与"门"相关，如章门、冲门等。这些穴位的名字都是有一定意义的，在下面的章节中，我也会结合穴位本身的含义来给大家讲解如何快速、准确取穴。

❀ 不同的穴位，有不同的保健治病作用

尺有所短，寸有所长，穴位亦是如此。不同的穴位有着各自所长，也有着不同的作用。我们在使用贴穴疗法时，要尽量利用穴位本身的功能，配合精选药物，才能使药性发挥到极致。因此，认识每一种穴位非常重要。人体的穴位很多，中医学将穴位分为十四经穴、奇穴和阿是穴三大类。

十四经穴

如果把穴位分为正宫和偏宫，那十四经穴无论从名称还是从位置、作用来讲，都是当之无愧的正宫。十四经穴是指属于十二经脉、任脉、督脉的腧穴，其中十二经脉腧穴均为左右对称的一名双穴，任脉穴和督脉穴则分布于身体的前后正中线上，一名一穴，为单穴。十四经穴位共有361个，每个穴位都有确定的名称、位置和明确的经脉所属，简称"经穴"，是穴位中最主要的部分。在十四经穴中，根据穴位的分布和主治作用不同，又可分为原穴、五输穴、络穴、郄穴、背俞穴、募穴、交会穴、八会穴和八脉交会穴等。这些都是贴穴疗法会频繁用到的穴位，大家需要重点了解一下。

★原穴——人体正气的总开关

十二经脉在腕、踝关节附近各有一个原穴，故名"十二原穴"。为什么称之为原穴呢？是因为人体的脏腑原气都将输注、经过、留止在这些穴位。通俗来讲，这些原穴都是直接管理脏腑的，因此在这些穴位上贴敷中药，可以直接调理相应脏腑的功能，补益脏腑，是贴穴疗法最经常用到的穴位。十二正经原穴包括：太渊、大陵、神门、合谷、阳池、腕骨、太冲、太白、太溪、冲阳、丘墟、京骨。

★五输穴——人体特效穴

五输穴是十二经脉分布在肘、膝关节以下的"井穴、荥穴、输穴、经穴、合穴"五种腧穴的总称。五输穴从井穴到合穴，依次从四肢末端向肘、

> **十二原穴歌诀**
>
> 太冲肝原丘墟胆，心包大陵胃冲阳，
> 太渊肺原太溪肾，京骨之原本膀胱，
> 神门心原太白脾，合谷腕骨大小肠，
> 三焦要从阳池取，十二原穴仔细详。

膝方向排列，表明五输穴是人体根部的穴位，为十二经脉的气血出入之所，属于人体根部穴、本部穴，是特效穴。"百病由根起"，五输穴除了能够治疗四肢局部的病症外，对经脉循行远端的头面、躯干、内脏乃至全身疾病都有良好的治疗作用。因此，有些精通五输穴的中医善调机体各类病症，是有理论依据的。下面，我用一个简单的表格讲述一下五输穴的特点和作用，大家可一目了然。

五输穴的各种特点与作用				
穴位	经气出入	与身体对应关系	作用与功效	疾病主治
井穴	经气始出之处，元气出入总开关	主神志，对应头	交通阴阳气血，有开窍醒神，消炎镇痛之效	用于脏腑之病，是最常用到的急救要穴
荥穴	经气稍盛之处，如水之微流	对应面及五官	降火退热	主身热，治疗神志病和心下闷满
输穴	经气渐盛，如水流注入	对应颈部或腰部	祛风止痛健脾祛湿，舒筋活络	多用于止痛，兼治由水湿所致的身体沉重症
经穴	经气更盛之处，如水流通行(经过)	对应肺、心	清肺化痰，理气，镇咳	主治咳嗽、咽炎、哮喘
合穴	经气充盛之处，如水流汇入	对应脾、肾	可将上逆之气向下引	主治肠胃等六腑病症

★络穴——阴阳二经皆有恙，络穴来帮忙

十五络脉在由经脉分出的部位上各有1个腧穴，称为十五络穴，简称络穴，由正经分出，遍布周身，联络表里两经，使阴经与阳经之间表里相通。因此，络穴不仅可以治本经病，还能治其表里经病。在穴位贴敷法中，络穴的主要意义在于"原络配穴"，意思是说我们贴穴以取生病之经的原穴为主，再取与之相表里的络穴。

★郄穴——急病

郄，间隙的意思，指各经经气在深部集聚的部位。十二经脉各有1个郄穴，奇经八脉中的阴维、阳维、阴跷、阳跷也各有一郄穴，合称"十六郄穴"。郄穴多用于治疗本经循行部位及其所属脏腑的急性病症。

★背俞穴

脏腑之气输注于背部相应的腧穴，称为背俞穴。背俞穴都位于背部脊柱两侧，多与脏腑相近，对于诊治脏腑病症有重要作用。

★募穴

募穴是脏腑之气输注于胸腹部的腧穴，其位置多与其相关脏腑所在部位相近。根据穴位的近治作用，募穴多用于治疗六腑病症，并常与背俞穴搭配使用。

★交会穴

两条或两条以上经脉交会通过的穴位称为交会穴，如三阴交，即为足三阴经（脾、肝、肾）相交会合之穴。交会穴大多数分布在头面、躯干，可主治本经及其相联系经脉上的病症。

★八会穴

八会穴是指脏会穴、腑会穴、气会穴、血会穴、筋会穴、脉会穴、骨会穴、髓会穴。八会穴与其所属的8种脏器组织的生理功能关系密切。

★八脉交会穴

八脉交会穴是十二经脉与奇经八脉在四肢部相交会的8个穴，所以这8个穴既可以治疗奇经上的病，又可以治疗十二正经上的病。

奇穴

奇穴，也称"经外奇穴"，顾名思义，是指没有归入十四经穴但有奇效的穴位。这些穴位虽然没有经脉归属，但因对某些疾病或症状有奇效，故有确定的穴名和位置。奇穴治疗疾病的范围比较单一、特殊，例如头面部的太阳穴治头痛，小腿上的阑尾穴治疗急性单纯性阑尾炎等。

阿是穴

阿是穴，是指不属于十四经穴、经外奇穴的一些压痛点，没有固定位置，随压痛点而定的穴位。"阿是"在中医学中有"痛"的意思，因按压痛处，病人会"啊"一声，故名"阿是"，最初源于孙思邈的《备急千金要方》："人有病痛，即令捏其上，若果当其处，不问孔穴，即得便快或痛，即云'阿是'，灸刺皆验。"

✿ 远近皆可治，穴位保健治病的理论基础

中医认为，气血是人体生命活动的物质基础，人体内的各个脏腑器官只有得到气血的温养和濡润才能完成正常的生理功能。经络是人体气血运行的通道，经络畅通，则人体五脏调和，阴阳平衡；经络不通，则脏腑失和，病邪入侵。所以，防病保健最根本的途径就是保持机体经络畅通。

如果说经络是河流，穴位就是河流上大大小小的漩涡；经络是火车的铁轨，穴位就是途径的一个个车站；经络是线，穴位是点。相似作用的穴位有规律地排列成一条线，就是经络。穴位不仅对局部起作用，还对它所归属的经脉起始端及结束端的部位和器官起作用。这里我们就引出两个概念：腧穴的远治作用和近治作用，这是我们运用腧穴保健治疗的理论基础。

远治作用——"经脉所过，主治所及"

"肚腹三里留，腰背委中求，头项寻列缺，面口合谷收。"这首四总穴歌的意思就是：胃肠不好，找足三里穴准没错；腰酸背痛，去求委中穴；头痛、项强可贴敷列缺穴；面部、口部有病，合谷穴来帮忙。那么，这些穴位为什么能够治疗八杆子打不到一块儿的疾病呢？这就牵涉到了穴位的远治作用。

就如同大大小小的漩涡最终都会循着一定的方向汇聚至河流，十二经脉上所有的穴位也都会遵循本经的循环方向，治疗本经循行所涉及的远隔部位的组织、器官、脏腑的病症，甚至具有治疗全身病痛的作用。

这就是穴位的远治作用，因为穴位的远治作用与经络的循行分布是紧密相连的。当人体某一系统的脏腑器官出现病变时，中医往往会取该经脉上的穴位予以施治，这就是典型的穴位远治疗法。

根据经络学说的叙述，每条经脉上所分布的穴位，是这条经脉脉气所发的部位。如果这条经脉发生了异常变化，可通过刺激这条经脉的穴位，以调整经脉、脏腑的气血，治愈疾病。临床上经常用的，就是取合谷治疗牙痛，内关治疗胃脘痛，后溪、中渚治疗颈项扭伤，足三里、上巨虚治疗胃肠

> **四总穴歌**
>
> 肚腹三里留，腰背委中求，
> 头项寻列缺，面口合谷收。

疾患等，这些正是根据经络循行路线取远处穴位治疗病痛理论的具体操作，效果显著。其他如上病下取、下病上取、中病旁取，左右交叉及前后对刺等，也是同理。

近治作用——"穴位所在，主治所在"

"头痛医头，足痛医足"同样具有一定的医学依据，这符合中医穴位的近治原则。所有穴位都能够治疗该穴所在部位及邻近组织器官的病症，这是穴位最基本的近治作用。例如太阳穴可以治头痛、偏头痛，水沟可以治面部水肿，听会、翳风可治耳聋气闭，肺俞、风门可治肺部疾患，大肠俞可治疗胃肠疾患，肾俞可治疗泌尿、生殖系统疾患等。这些都是穴位治疗局部体表或邻近内脏疾患的例子。

穴位的近治作用不仅体现在可以治疗所在部位的病变，还可以用于治疗穴位周边的病变组织。为什么这么说呢？因为每个穴位随着经脉循行部位的不同，其主治重点也随之转移，正是因为每条经脉的经穴都存在这个共性，应用穴位治疗局部体表或邻近内脏疾患，往往可以不受经脉所循线路的制约，而体现出横向的阶段性分部主治规律。

中医贴穴大讲堂

穴位的特殊作用

穴位，看似与身体其他各处并无差异，却内藏乾坤，有着神奇的养生防病功效。大量临床实践证明，穴位不仅具有近治局部脏腑、器官病症和循经治疗与该穴相距较远的脏腑、器官病症的作用，还对机体的不同病症起着特殊的良性调整作用，具有相对的特异性。

例如大椎穴可退热，定喘穴可治哮喘，按摩或贴敷丰隆穴可止咳化痰，针刺天枢能止泻、通便，昏迷可选人中、十宣等，就是这些特定穴位的特异性。刺激这些特定的穴位，不仅对局部脏腑、器官病症有效，还可以疏通经络，激发经气，调整气血运行，达到扶正祛邪的目的。

❀ 穴位的选择和配伍

阿是穴取穴法

人体的器官都有自我保护机制，一旦不舒服就会在它周边的位置表现出疼痛、酸麻、肿胀等，这些反应点就是阿是穴。阿是穴取穴法是贴穴疗法最基础、最简单的方法，即哪里疼痛贴哪里。

近端取穴法

这是贴穴疗法最常用、最基本的选穴原则，就是选择距离病变局部器官最近的穴位直接进行穴位敷贴，也称为局部取穴法。近端取穴法是以穴位的近治原则为依据，应用十分广泛，尤其多用于体表部位症状明显的病症。例如，胃痛取中脘、肾病取肾俞、眼病按睛明等，都属于局部取穴法。

远端取穴法

远端取穴法属于针灸选穴的基本方法，同样适用于贴穴疗法，是以穴位的远治原则为依据，选取病变脏腑的本经穴位，或者与病变脏腑经脉相表里的经脉上的穴位进行贴敷治疗。例如，贴敷肺俞、膈俞穴治疗咳喘；贴敷足三里、神阙治疗腹胀、肠炎；贴敷水沟治疗腰扭伤等，都属于远端取穴的具体应用。

随症取穴法

随症取穴法也称为辨证取穴法。临床上很多病症，诸如虚脱、发热、昏迷等，难以确定身体的某个穴位，此时可以进行辨证分析，将该病症归属于某一个脏腑或某一条经脉，按照随症取穴的原则选择适当的穴位进行治疗。需要指出的是，贴穴疗法由于选取的是肌肤表面的一片而不是一点，如果选穴不十分准确关系也不是太大，同样有利于药物的吸收，这也是贴穴疗法容易被患者接受的原因之一。

配穴原则

中药方剂配伍有君、臣、佐、使，贴穴疗法也有配穴之法。主穴虽然重要，但如果不知配穴的使用，就如同咳嗽只吃了止咳药，而没有配消炎药一样，无法有效根治病患。可见，配穴是否得当，直接影响疾病的治疗效果。贴穴疗法的配穴之法主要包括本经配穴、表里经配穴、上下配穴、左右配穴和前后配穴。配穴应处理好主穴与配穴的关系，尽量少而精，突出主要腧穴的作用，适当配伍次要穴位。

❀ 轻轻松松取穴位

简便取穴法

让患者处于某种特殊姿势时所出现的标志或配合一些肢体动作，快速准确地找到相应穴位。例如你低下头，在脖子后面可以摸到一个最高的隆起，那是人体的第7颈椎脊突，紧挨其下的凹陷处就是大椎穴；神阙穴就是肚脐眼；胳肢窝中间，也就是你最害怕别人挠你痒痒的地方就是极泉穴；两手虎口自然直交叉，食指指尖的凹陷处即是列缺穴等。在下面的疾病章节，我也尽可能用这种取穴法告诉大家，如何轻松取穴。

人体自然标志取穴法

顾名思义，就是利用人体表面的一些明显特征来取穴的方法。例如两眉之间是印堂，两乳之间是膻中，握拳于手掌横纹头取后溪，等等。

利用手指宽度测量取穴

以患者自己的手指进行比量。

拇指同身寸：大拇指自然伸出，指关节宽度，为1寸。

中指同身寸：中指中节屈曲，手指内侧两端横纹头之间的距离，为1寸。

横指同身寸：除大拇指外其他四指伸直并拢，为3寸。

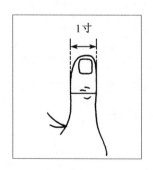
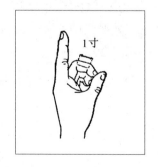
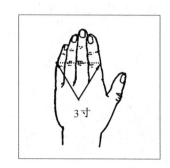

自成一派的中医外治疗法——穴位贴敷法

我们读一本书，首先应弄懂书名，这是一本书的核心，提纲挈领让读者明白：我可以看懂它吗？我是否需要它？它可以帮助我吗？带着这个问题，我来给大家解读一下何谓贴穴疗法，为什么说贴贴穴位能治病。

❁ 什么是贴穴疗法

贴穴疗法，也称为穴位贴敷法，或敷熨疗法。顾名思义，就是把药剂贴敷在穴位上，通过药物理化作用来防治疾病的一种中医外治疗法。

说到中医外治，很多人可能想到了针灸、按摩、膏药。没错！贴穴疗法和针灸、按摩的选穴方法基本一致，甚至有些疾病，我建议大家在贴穴之前，先对穴位进行按摩或针灸刺激，以打开穴位的"开关"，更利于药效发挥到极致。

贴穴疗法和膏药的治病原理基本类似，但由于选择穴位，贴穴疗法比膏药更具有针对性。这就是为什么贴穴疗法是自成一派的中医外治法。

打个比方来讲，某人一到冬天就肩膀疼，贴一副普通的伤寒膏药可能暂时会缓解疼痛，但疼得厉害还是需要去医院看医生。如果你看了本书，知道这可能是肩周炎，而它的经脉走向正好在肺经上，除了寒冷所致，和你本身肺气不足很有关联，我们可以在肺经的原穴太渊穴贴敷驱寒益气的中药材，利用药性和肺经原穴的双重作用，使肺气慢慢充盈，缓解疼痛的同时还逐渐去了病根。这就是贴穴疗法的神奇所在。

当然，必须指出：贴穴疗法不是万能的，例如它不太适合一些急性病。对于一些复杂的病症，采用贴穴疗法的同时还需在专业医生的指导下内服药物、配合食疗、调整生活作息等。对于这些辅助疗疾的方案知识，我也将会在下面的章节中一一介绍给大家。

贴穴疗法历史悠久

贴穴疗法虽然是在近些年才兴起的，但它并不是一个新兴的中医外治疗法。相反，早在原始社会，我们的祖先就开辟了这个简单有效的外治法。当时，人类的生存环境非常恶劣，经常受到猛兽的袭击或虫蛇叮咬，人类通过长期的不断实践，发现将泥土、野菜或树叶混合在一起捣烂了敷在伤口可以帮助伤口愈合。这是穴位疗法最原始的状态，后来这一方法也被古代中医学家归结为阿是穴取穴法，或局部取穴法。

中医典籍《黄帝内经·灵枢》也有关于贴穴的记载："颊筋有寒，则急引颊移口，有热则筋弛纵缓，不胜收故僻。治之以马膏，膏其急者；以白酒和桂，以涂其缓者。"意思是说，口眼歪斜症是筋脉受寒所致，因此可以用驱寒温热的马膏、白酒和桂酒外敷面部两侧进行治疗。

历代将贴穴疗法应用于临床的也不在少数，例如，东汉医圣张仲景曾在《金匮要略》载有敷脐法的贴穴法，宋代《普济本事方》《太平圣惠方》《圣济总录》等也有关于穴位敷贴疗法的记载。后来，又有《理瀹骈文》《串雅外编》《急救广生集》和《外治寿世方》等许多中医外治的专著问世，更是不乏贴穴之方。然而，将贴穴疗法运用到登峰造极程度的是清代名医吴尚先。

当时，清人对吴尚先的贴穴神术趋之若鹜，争相找其看病。在吴尚先的著作《外治医说》中曾有描述当时空前盛况的记载："凡远近来，日或一二百人，或三四百人，皆各以时聚，有自来医未有如此捷简者，月治数千人。"

可见，贴穴疗法历史悠久，是中医学自成一派的外治疗法。只是由于某些原因，被历史蒙上一层灰尘。但是瑰宝总会绽放它的精彩，历史自会给它正确的位置。

为什么贴对穴位能治病

我们认识一个事物，要知其然且知其所以然。知道了贴穴疗法的概念、历史、发展趋势，还要知道它的内在原理：为什么它可以治病？这不仅仅是经验之谈，其中还蕴含着严谨的中医学理论知识。

贴对穴位可治病的理论依据

★貌似外治，实为内治

贴穴疗法看似外治，其实是以内治为本。为什么这么说呢？我们就拿金银花来讲，它本来是可以内服的草药，患者可以通过内服达到清热去火的目的，途径无外乎从嘴巴到肠胃再到病变器官，然而贴穴疗法是将金银花捣烂直接贴敷在与病变器官相通的穴位上，通过皮肤直接进入人体经络循行，和中医内治只是用药的途径不同，结果还不是殊途同归？

关于这一点，《理瀹骈文》解释得最为透彻："切于皮肤，彻于肉理，摄于吸气，融于津液。"就是说贴穴疗法以皮肤为切入点，直接将药效溶化至机体内，药性与体内的元气、津液相互交融，抵达病变器官，对其进行治疗修复。

★药物与穴位的双重作用

万变不离其宗，中医所有的疗疾原理都是依托于经络学说，贴穴疗法也是如此。我在上一个小节已经提到，经络内属脏腑，外络肢节，沟通表里，推动气血不停循行，经络是脏腑调和的基础，也是一切病源的反应区。

中医认为，所有的病邪无论由内而生还是由外入内，都离不开经络的表层：皮肤。贴穴疗法通过皮肤将药效、穴效双重作用于患者皮表，药性通过经络上的点——穴位传递给病变组织，故能达到治病的目的。而且药效、穴效的双重作用也让穴位贴敷法有了胜过中医其他外治疗法的优势。

作用原理

贴穴疗法的中医理论依据是"疏通经络，调和脏腑，平衡阴阳"。中医学一直有句话说，经络通，则百病不生。说明一切疾病的根源在于经络。穴位是点，经络是线，只有每个点舒畅自如，线才能运行无阻。贴穴疗法就是通过不同的药物直接作用于疾病所在器官或经络上的点，然后循行经络之相应脏腑，达到治疗本经病变脏腑的目的。具体来讲，原理有三：

★扶正祛邪

何为正？中医学的"正"是指正气，说白了就是指你的脏腑功能正常，气血充盈，正气旺盛，病邪无法侵入，疾病无从生起；何为邪？中医学的"邪"指病邪，病邪是发病因素。贴穴疗法就是通过药力对穴位的刺激来恢复机体正常的调节作用，匡扶人体之正气，驱除外邪。

★濡养脏腑

人体的五脏六腑之所以可以维持平衡，是因为气血运行升降有序，例如肝气升则肺气降，或脾气升则胃气降。一旦气血的升降失常，就会出现脾胃不调或肝肾失调，这都是体内升降逆乱所致。贴穴疗法就是使人体气机升降有序，脏腑得以濡养，调和有度。

★平衡阴阳

中医看病，经常会提到阴盛阳衰，或阴阳偏盛偏衰，这都是阴阳失衡的概念，阴阳失调则机体会出现各种病症。贴穴疗法能够平衡人体之阴阳，达到治疗的效果。

说了这么多中医理论知识，大家是不是有点晕？那好，我们举个例子吧！例如今年冬天北方一直没有下雪，天气特别干燥，有些人就开始鼻孔干燥或者口舌生疮，我的建议是在尺泽穴上贴金银花，一般贴2次就好多了。为什么呢？鼻子干燥或口舌生疮都属内火上炎，肺在五行属金，火克金，故肺怕火，机体一旦外感热邪，首先遭殃的就是肺。尺泽穴属于肺经上的合穴，合穴可将上逆之气向下引。在尺泽穴上贴金银花可以让金银花的清凉之气直接进入肺经，帮助肺脏祛火，鼻子或嘴巴周围的火气焉有不好之理？

所以大家看到了，贴穴疗法的疗疾原理，其实就是通过腧穴与经络、脏腑连通的原理，将一些具有特定疗疾效果的药物通过穴位直接输送到病变组织器官，从而达到治病的目的。其实，贴穴疗法不仅可以治病，还可用于防病和保健。这些内容大家可以在后面的章节中看到。

贴穴前需要了解的常识

❀ 贴穴之前先识药：认识中药

有道是巧妇难为无米之炊，穴位认得再好，没有药物的辅助，贴穴疗法也只是个空架子，充其量也只是给按摩、针灸找准了穴位而已。因此，贴穴之前，我们还需要重点了解一下贴穴所需的药物。

中药是国医瑰宝

从神农尝百草发现其可"宣药疗疾"，到古代中医将一些中草药应用于验方治病救人，再到当今世界中医药学以一种独特的医学体系屹立于世界医学界，中草药是我们祖先留下来的非常宝贵的文化遗产，当之无愧地成为让整个中华民族为之骄傲的国医瑰宝。

【注意】中药的概念很广，《中国大百科全书》对中药的定义是"中医传统用以预防、诊断和治疗疾病的药类物质。"就是说，中药不仅仅是指我国的中草药和中成药，只要按照中医原理制作出来的药均为中药，例如日本和韩国的汉方药、加入西方技术的西洋参、番泻叶、冰片等，都属于中药范畴。本书的贴敷药物，以《中国大百科全书》定义的广义中药为准。

工业革命将西方技术带入中国，西医的技术和药品也随之而来。诚然，体温计、血压仪、心电图等西医诊断技术可以让人很快得知自己的生命体征发生了某些变化，给医生的诊断提供了很大便利；一个小小的退烧药片让你立刻体温降至正常值……我们必须承认，这些新技术、新药品确实给医学界带来了巨大的进步，但丝毫不能抹杀我们老祖宗流传千年的宝贵文化遗产。大家可知道，在我们越来越依赖于见效奇快的西药时，那些被中医亲手用柴火熬制的、原汁原味的中草药汤汁目前正被西方人称为真正的疗疾圣药，甚至被他们赞誉为中华民族的"第五大发明"。他们虔诚地相信，这种没有抗生素、转基因、添加剂等乱七八糟副作用的药汤才是造物主的赐福。

　　当然，现在国人的健康意识也在逐步提高，对中西药物也有一个普遍的认识，那就是西药效果快，但毒副作用相对较大；中成药、中草药见效慢，但副作用相对较少。这其中的奥秘是什么呢？我来告诉大家原理。西医以治病为主，西药进入人体会努力寻找致病的细菌和病毒，将其杀死，在这个过程中，也会误杀人体内的益生菌或健康细胞，人体的免疫力就会下降，也就是我们通常说的副作用。中医讲究治未病，中药进入人体内会固本培源，调养脏腑，驱逐来犯之敌，使病体康复，可谓治本。

　　所以，不要小看药店那些中草药，这可是老祖宗留给我们的健康财富，无数代人已经从中受益。认识它们，了解它们，你也可以像医生一样，帮自己和家人缓解病痛。

贴穴疗法所需要的中草药

★通经活络，芳香开窍类中草药

　　常用的药物有麝香、肉桂、冰片、丁香、乳香、没药、细辛、白芷、花椒、姜、蒜等。含有芳香物质的中草药能促进药物的透皮吸收，也能起到皮肤促进剂的作用。

★醋、酒、油等调和溶剂

　　贴敷药物常用的溶剂有水、白酒或黄酒、醋、姜汁、蜂蜜、蛋清、凡士林等，目的是为了调和贴敷药物或熬膏所用，达到药力专、吸收快、收效速的目的。不同的调和溶剂有不同的效用。

　　醋调贴敷药： 解毒、化瘀、敛疮等。虽用药猛，可缓其性。

　　酒调贴敷药： 行气、活血、通络、消肿、止痛。虽用药缓，可激其性。

　　油调贴敷药： 可润肤生肌。

　　【注意】中草药不是贴穴疗法的唯一药物，其实凡是临床上有效的丸剂、汤剂、药剂，诸如六味地黄丸、归脾丸、四磨汤、阿司匹林等，都可直接贴敷于穴位，或者和其他药物一起研制成药膏、药饼等用作穴位贴敷。

❀ 敷贴药物的剂型制作和使用方法

生药剂

剂型制作： 采集新鲜的天然生药材，洗净捣烂。

使用方法： 直接敷贴于穴位上。为了防止汁液弄脏衣物，通常会用医用纱布或医用胶布加以覆盖、固定。制作最为简便。

散剂

剂型制作： 将各种药材加工研制成粉末，混合拌匀即可，又称粉剂。

使用方法： 散剂使用时需要用布袋包住或者散在膏药上加以固定。

糊剂

剂型制作： 糊剂其实是散剂的进一步加工，是在散剂的基础上，再用水、酒、蜂蜜等溶剂将所有药物的细末调和成糊状。

使用方法： 现制现用，搁置时间不宜过长。

饼剂

剂型制作： 一种是冷敷法，将配伍好的药末加入适量蛋清或蜂蜜等捏成饼状进行敷贴；另一种是热敷法，即制作成药饼后置于蒸笼上蒸熟后趁热贴敷穴位，凉了更换。

使用方法： 由于药饼与皮肤接触面积较大，因此多用于贴敷阿是穴，即病灶或其反应区域。

丸剂

剂型制作： 同样在散剂的基础上，拌和适量的蜂蜜、蛋清等黏糊剂，将其制作成黄豆或绿豆等大大小小的药丸。

使用方法： 丸剂的体积小，药量也不大，一般用于小儿贴穴之用。

膏剂

剂型制作： ①硬膏：将药物放入植物油内浸泡1~2日后，加热过滤，药油再加热煎熬至滴水成珠，加入铃粉或广丹收膏。

②软膏：药物研末后，加入醋、酒、姜汁、蜂蜜等调成软膏。

③敷膏：将药物按固定成方配制好，经过特殊工艺加工制成。

贴穴疗法的六大贴敷法

序号	贴敷法	具体操作	功效	适应证	注意事项
1	热敷法	将发热的物体或药物贴敷在人体的穴位或穴区	驱寒邪、减疼痛、除疲劳、解毒、消肿	头痛、哮喘、腹痛、腰痛、泄泻、痹证、呕吐、乳痈、痛经、小儿虚汗等、胃脘痛	(1)热敷温度要适宜，既不要烫伤患者，也不宜太低以免影响疗效 (2)热敷过程中，如果患者感到不适或局部有不良反应，立刻终止热敷 (3)热病、高血压患者不宜用此法
2	湿敷法	将药物湿润后贴敷于穴位或患处	收敛止痒、消肿止痛、促进伤口愈合	头痛、感冒、扁桃体炎、咳嗽、哮喘、支气管炎、盗汗、神经性面瘫、中风、风湿类疾病、冻疮、烧烫伤、带下、小儿腹泻等	(1)保持药物的湿润度，不要过干影响疗效，也不要过湿使药液流淌 (2)一穴不可连续贴药10次以上 (3)虚寒证或高热无汗者禁用
3	泥敷法	将药物调和成泥状贴敷于穴位或身体局部。分热泥敷法和冷泥敷法两种	祛风除湿、活血止痛、清热消肿	神经炎、风湿、类风湿性关节炎、内分泌失调、慢性结肠炎、丹毒等	(1)一切急性热性病患者禁用热泥敷法，慢性虚寒病患者禁用冷泥敷法 (2)制作热泥时要间接加温，泥温不宜超过60℃ (3)泥敷后病人可用清水冲洗身体，但不宜用肥皂，冲洗时间不超过8分钟
4	蜡敷法	利用加热融化的医用蜡涂抹贴敷于人体体表	温中散寒、消肿定痛、促进组织愈合	腹痛、胃脘痛、风湿、类风湿性关节炎、卵巢功能障碍、湿疹、冻疮等	(1)医用蜡在操作加热时，要采用隔水加热法，以防烧焦或燃烧 (2)用过的蜡想重复使用，每次需重新加入15%~25%的新蜡
5	动物贴敷法	将动物的机体或某部分贴敷在患病部位或穴位上	清热解毒、镇惊止痉、软坚散结、消肿止痛	面神经麻痹、偏正头痛、便秘、小便不利、水肿、中风、小儿惊风等	(1)贴敷穴位必须准确，否则无效。 (2)施此法之时，可配合药物和其他疗法
6	冷敷法	将冰冷的物体直接或掺杂于其他药品之中，置放在穴位	降温散热，止血止痛，消除肿胀	高热、烧烫伤、外伤、毛虫伤、咽喉痛、腮腺炎、盗汗、神经痛、乳腺炎、丹毒等	(1)冷敷完毕，要用干毛巾擦干冷敷部位的皮肤 (2)虚寒体质、年老体弱、孕妇、经期女性不宜用此法

❋ 贴穴疗法的作用和适应证

根据中医内外皆治的治病原理和临床实验观察，贴穴疗法有以下功用：

止痛

中医认为"痛则不通"，贴穴疗法经过药物刺激穴位或热力蒸熨的助力，能够疏通经络，调和气血，达到"通则不痛"的治疗目的，因此常用于头痛、腰痛、风湿性关节痛等以"痛"为表现的疾病治疗。

利尿消肿

贴穴疗法使体内气机畅通，可以排出体内淤滞的水气，达到消肿目的。因此，贴穴疗法同样适用于因肝肾功能衰退所导致的腹水或黄疸等病症。

解表退热

贴穴疗法可宣通肺气，扩张汗腺，使侵入人体的风寒郁热由汗孔排出，从而达到解表退热的目的。适用于感冒和时行热病等。

行气和血

贴穴疗法刺激穴位，能调和气机，使阴阳调和，营卫通利，血脉畅通。气为血帅，气行血行，血行瘀散。临床适用于一切扭伤挫伤、跌打损伤、手足麻木，以及女性痛经、带下病等。

中医贴穴大讲堂

贴穴疗法的禁忌证

以下人群不宜采用贴穴疗法：

1.严重皮肤病患者，尤其是穴区有皮炎或皮肤破损者。

2.过敏体质者，或对药物过敏者。

3.怀孕期的女性。

4.急性病或疾病发作期患者。

❀ 贴穴疗法是家庭保健养生的首选

现代人越来越重视养生保健，贴穴疗法就是家庭保健养生的首选。为什么这么说？我们来数一数它的优点。

"良药"不苦口，时间全由己，易被患者所接受

说到中医，大家要么立刻想到苦涩难咽的中药汁，要么就是需要一定技术的针灸、艾灸等理疗。贴穴疗法则没有这些顾虑。首先，贴穴疗法虽然也用中药，但只是外敷于穴位，不用口服，避免了"良药苦口"的缺点；其次，贴穴疗法是可以在家操作的中医外治法，不需要特定的技术，时间完全由自己做主，因此很容易被患者接受。

起效快

贴穴疗法以《易经》"同气相求"的原理为指导，教给大家把与病变脏腑同气相求的中草药直接贴敷在相应的经络穴位上，使药性不走弯路，用最快的速度达到病变的脏腑，起到防病治病的作用。

使用安全

常言道："是药三分毒。"无论西药还是中药，内服或多或少都会对身体造成伤害，尤其是对肠胃造成伤害。贴穴疗法属于中医外治法，药物没有经过肠胃途径，直接在体外用药，通过经络穴位发生作用，使机体免受"是药三分毒"的伤害。

成本低廉

"看病难、看病贵"一直是横亘在我国医改之路上的顽疾，其实有些小病小症并不需要去医院，你掌握了贴穴疗法，一些生活中的常见病都可以迎刃而解。尤其让你心动的是：贴穴疗法所用到的中草药，价格非常低廉，而且都可以在药店随时买到。

操作简单

如果说艾灸、拔罐需要一定的技巧，那贴穴疗法则相对简单，只要你知道穴位在哪里，把药直接贴上就行了，没有什么专业手法的限制。

❀ 贴穴疗法的注意事项

贴穴疗法一般来讲没有什么危险性或副作用，然而小心谨慎也是必须的，注意操作过程中的一些细节，你可以更加安全地进行家庭自疗。

注意局部清洁

在药物敷贴之前，找准穴位，然后用温水清洗穴区周围的皮肤，或者用酒精棉球擦净，然后再进行药物贴敷。这样清洁消毒后既能避免感染，又贴敷得更牢固，不易脱落。

【注意】凡是局部穴区有感染或破损，不宜贴敷；如贴敷后出现过敏反应者，应立即停止贴敷。

取准穴位，注意体位

贴穴疗法既然是以穴位作为治疗区域，那么选准穴位十分重要，可事半功倍。选穴时尽量避免选关节或其他活动度较大部位的穴位，以避免贴药脱落。注意穴位选择并非越多越好，以免画蛇添足，影响疗效。根据穴位所在的部位，要求患者仰卧、俯卧、正坐或平肩，以便使药物能敷贴稳妥，防止药物流失。

认真固定，时间适宜

为了保证贴敷的药物不流失并维持足够的时间，覆盖固定十分重要。一般来讲，膏剂只需直接贴压在穴位即可，但应注意膏的软硬度，并需及时更换，以免膏药干燥，撕膏药时引起疼痛或溃烂；药饼、药丸等剂型，加盖消毒纱布和胶布固定；热敷治疗或加熨时，注意温度合适，不能烫伤患者；小儿有时会用手抓撕敷贴部，可用绷带固定。敷贴药物的时间，在依据症情需要的前提下，还应注意：有一定刺激性的药物敷贴时间不可过长，小儿穴位敷贴时间不可过长，有过敏反应史的患者，更不宜过长。

综合治疗，提高效果

贴穴疗法虽好，但对于某些复杂的病症也有一定的局限性。例如治疗一些慢性病，贴穴疗法可与内服药物同时使用，并最好搭配饮食疗法、作息调理等一定的生活调理，有助缩短疗程，进一步提高治疗效果。

第二章

贴穴"治未病"，摆脱亚健康

失眠、健忘、消化不良、神经衰弱……整天忙于工作、学习或生活的现代人经常会出现这些"小毛病"，这些算不上大病，但也不是健康状态，现代医学称之为亚健康。贴穴疗法调理亚健康，以中医学"治未病"理论为依托，通过药物渗透对相应的穴位进行刺激，调节经络，促进机体阴阳平衡，则健康自来。它不仅克服西药、内服药物对肠胃的毒副作用，还使机体免受针灸、拔罐之苦，是家庭调理亚健康的一种轻松有效的手段。

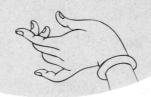

慢性疲劳综合征

　　小周，男，29岁，最近老觉得非常累，浑身肌肉酸痛无力，头晕腹胀，走路软绵绵的。自觉可能是工作和生活压力太大，导致了慢性疲劳综合征。"但没办法，我闺女才4个月，家里老人有病不能帮看孩子，我妻子辞职在家带孩子，养家费、奶粉费要挣，老人生病得照顾，单位加班得去，我分身乏术啊！"

　　中医学对慢性疲劳综合征的描述多为"倦""懈惰""四肢不举"等，认为此病的发病机制主要是五脏功能失调。现代人的工作及生活压力非常大，很多年轻人都有不吃早餐、午餐对付、晚餐大补的不良饮食习惯，这样轻则损伤脾胃，重则脾失健运，气血生化失调，则四肢肌肉失养，人就会出现肌肉酸痛、浑身无力等以疲劳为主要表现的慢性疲劳综合征。

　　我给小周开具的贴方屡用屡效，因此命名为慢性疲劳强身贴。在穴位选择上，除了随症选取脾俞、中脘二穴外，保健要穴足三里也必不可少。再配合燥湿健脾、疏经通络的苍术、白术等药材，可调畅全体气机，使四肢得以濡润，则疲劳自消。这个慢性疲劳强身贴，对改善不适症状效果非常好。

湿敷方：慢性疲劳强身贴

材料准备 苍术、白术、神曲、莱菔子、谷芽各80克，枳壳10克。

制作过程 将上述药物洗净，晒干，研成极细末，装瓶备用。

选取穴位 足三里穴、脾俞穴、中脘穴。

实施操作 一次取药粉15克，用鲜生姜汁调和成稠糊状，分别敷于上述穴位上，以绵纸盖好，胶布固定。

用法提示 每日睡前贴敷，晨起取下。7日为1个疗程。

✾ 中医讲堂·其他对症贴穴方

从临床表现来看，慢性疲劳综合征患者主要有3种情况：第一种以精神倦怠兼有腹胀纳呆为主，第二种以神倦乏力伴随失眠为主，第三种是以上两种情况兼有。我前面提到的慢性疲劳强身贴是针对第三种情况的全能贴，如果你只存在第一种情况，可以试试下面的贴方，操作简便，效果也不错。

纳食类慢性疲劳综合征方一：热敷归芪理气散

材料准备 黄芪20克，独活12克，当归、地龙、香附、补骨脂、延胡索各10克，没药、肉桂各6克。

制作过程 将以上诸药共研成细末，装干净的瓶中备用。

选取穴位 背部、腹部及气海穴、关元穴。

实施操作 先用热水将背部、腹部洗净，然后取药末适量，用蜂蜜或黄酒将其调成泥糊状，贴敷于背部、腹部及气海穴、关元穴，外用医用纱布和胶布固定。

用法提示 每次敷12小时以上，隔日1次，5次为1个疗程。每次贴敷后用热水袋热敷15分钟左右。

纳食类慢性疲劳综合征方二：泥敷健脾益气散

材料准备 丹参、黄芪、党参各等份。

制作过程 上述三药共研成细末，装干净的瓶中备用。

选取穴位 神阙穴。

实施操作 用时取药末10克，用清水调和成泥糊状，外敷于神阙穴（肚脐处），用医用纱布和医用胶布固定。

用法提示 每日换药1次，10次为1个疗程。

✾ 取穴方法一点通

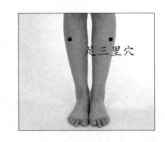

足三里穴

足三里穴：位于人体小腿前外侧，犊鼻穴下3寸，距胫骨前缘一横指（中指）。

中脘穴：位于人体上腹部，前正中线上，脐中上4寸。取穴时，采用仰卧姿势，胸骨下端和肚脐连接线中点即为此穴。

脾俞穴：位于背部第11胸椎棘突下，旁开1.5寸。取俯卧位，先找到背部取穴标志：两肩胛骨下缘连线中点为第7胸椎，再向下数至第11胸椎，脊柱左右旁开2横指处为脾俞穴所在。

肾俞穴：位于第2腰椎棘突下，旁开1.5寸。取穴：患者采取直立位或坐正，吸气，先摸到肋骨的下缘，在侧腰部，然后沿着肋骨的下缘画一条水平线，交叉在腰两旁的肌肉上，这就是肾俞穴。

气海穴：位于人体下腹部，前正中线，脐中下1.5寸。取穴时，采用仰卧的姿势，气海穴位于下腹部，直线连接肚脐与耻骨上方，将其分为10等分，从肚脐3/10的位置，即为此穴。

关元穴：前正中线上，位于脐下3寸处。取穴时，采用仰卧的姿势，从肚脐向下四指宽的距离，即是此穴。

神阙穴：位于脐窝正中，所以又名脐中，也就是我们常说的肚脐眼。

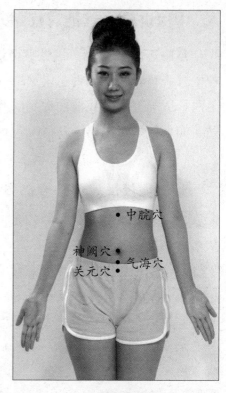

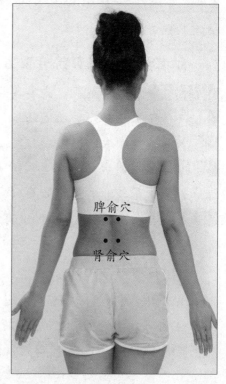

眼部亚健康

小青，女，22岁，近视，左眼500度，右眼375度。自述最近十几天老觉得眼睛模糊、一看电脑或手机就开始双目疲劳、涩痛，甚至头晕。一开始以为是眼镜模糊，数次擦洗眼镜后无效，双目模糊、涩痛、疲劳等症状并没有减轻。用过滴眼液，效果不明显，故来医院就诊。

身体如果出现了失眠、健忘、疲劳等状况，大家知道可能是亚健康状态。那眼睛呢？眼睛也有亚健康的，例如像小青这样出现的眼睛模糊、疲劳等，就属于眼部亚健康。中医的"治未病"，就是"治未病之病"，同样适用于眼部亚健康的治疗和预防。

中医认为，眼睛周围的穴位多而集中，而且眼睑、角膜、结膜等直接暴露于外，在眼周穴位进行药物贴敷疗法，药物可以穿透或走窜至眼部病变组织，从而缓解眼部疲劳、干涩、疼痛等亚健康状况。对于小青这种由于面对电脑、iPad、手机等电子产品时间太长导致的眼疲劳，我让她用枸杞子、菊花等养肝明目、清热凉血的芳香中药材贴敷眼周穴位。

热敷法：枸菊明目缓疲方

材料准备 枸杞子、菊花、生地黄各4克，木贼3克，女贞子、旱莲草各5克。

制作过程 上药装入干净的棉布袋中，隔水蒸10分钟。

选取穴位 眼眶周围。

实施操作 待药袋温度降至双眼可耐受程度，平躺，闭眼，将药袋热敷于双眼上。

用法提示 每次热敷20分钟，早晚各1次。建议用眼过度的电脑工作者长期使用。

❀ 中医讲堂·其他对症贴穴方

除了眼睛模糊、涩痛外，眼睛发痒、畏光、视力下降、迎风落泪、眼睑充血等也是眼部亚健康的重要表征，下面继续给大家介绍几个对症的眼贴方。

眼睛发痒：盐水洗眼法

材料准备 食盐适量，热水多半碗。

制作过程 将适量食盐兑于热水碗中，彻底溶化，备用。

选取部位 眼部。

实施操作 每日早中晚洗手、洗脸后，用兑好的热盐水洗眼睛。

用法提示 每日3次，每次2~3分钟。一般4~5天后，眼睛发痒症状就会消失。

眼睛红肿：湿敷泻火消肿贴

材料准备 黄连15克，黄芩20克，黄柏30克，大黄、黄丹各60克，薄荷120克。

制作过程 上药共研成细末，用葱汁、浓茶水调和成糊状，备用。

选取穴位 太阳穴、眼眶。

实施操作 趁湿贴敷于双侧太阳穴及眼眶。如干，用浓茶水润之。

用法提示 每日2~3次，每次30分钟。

视力下降：复方还睛膏

材料准备 石决明、当归尾、香附子各15克，冰片5克，蜂蜜（最好是白蜂蜜）适量。

制作过程 上药（冰片、蜂蜜除外）共研成细末，入冰片同研和匀，用白蜂蜜调和成软膏状，备用。

选取穴位 内关穴、肝俞穴。

实施操作 用时取药膏适量，贴敷双侧的内关穴及肝俞穴，盖以纱布，胶布固定。

用法提示 每2~3天换药1次。

✿ 取穴方法一点通

太阳穴：位于头部侧面。太阳穴很容易找，在眉梢和外眼角中间向后一横指的凹陷处便是太阳穴。

内关穴：位于前臂掌侧。取穴时，仰掌，从腕横纹的中央向上2寸，掌长肌腱与桡侧腕屈肌腱之间，即是内关穴。

肝俞穴：位于背部，当第9胸椎棘突下，旁开1.5寸。取穴时，采用正坐或俯卧位，第9胸椎（肩胛骨下缘约平第7胸椎，依次往下数2个即是第9胸椎）棘突下，其左右旁开二横指处即是肝俞穴。

睛明穴：位于眼部内侧，内眼角稍上方凹陷处。

瞳子髎穴：位于面部，目外眦旁，眼眶外侧缘外。

阳白穴：位于面部，瞳孔直上方，离眉毛上缘约2厘米处。

承泣穴：位于面部，瞳孔直下方，眼球和下眼眶边缘之间。

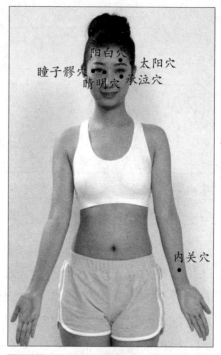

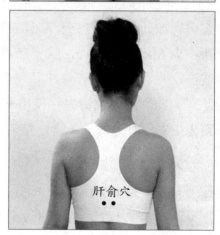

盗 汗

秦某，男，56岁。五六年来经常入睡不久就盗汗，睡衣和枕巾湿了一半，不过擦干了再睡就不出汗了，所以也没当回事儿。不过最近盗汗越来越严重了，有时候甚至把被子都浸湿了，醒后还口干舌燥，特别想喝水。到此时才到医院就诊，希望我为其开药调理一下。

不要以为学中医的都是呆板木讷的老学究，"盗汗"这个名字是由医圣张仲景命名的，意思是说这个汗白天不敢出现，晚上人家睡觉的时候它就像盗贼一样鬼鬼祟祟地偷泄而出。张仲景形象地描述了盗汗的临床表现，而且指出，肾气主司和调节全身水液代谢，肾阴不足，就不能有效调控人体内的水液，则虚火内生，迫使津液外泄，于是人就出现了潮热盗汗之症。因此，在论治上，应滋阴降火，补益肾气。可主选膻中穴，因为膻中为人体的气会穴，除了疏通全身气机外，还可养阴清热，从而防止盗汗。

因此，我建议秦先生使用在临床上屡试屡效的敛汗丹，大概3天后，秦先生复诊时说效果不错，希望再开几贴。

冷敷方：敛汗丹

材料准备 五倍子1.5克，朱砂0.3克。

制作过程 将上述二药共研成细末，备用。

选取穴位 膻中穴。

实施操作 临睡前用冷水将药末调和成糊状，贴敷膻中穴，上盖纱布、胶布固定。

用法提示 晚敷晨取，连用3~5日，效果可见。

❀ 中医讲堂·其他对症贴穴方

五倍子的收敛功效非常显著，我在临床治疗盗汗时多用五倍子。如

果大家觉得朱砂有毒，也可以单用五倍子，或配合其他药材，也有不错的
疗效。

湿敷贴穴方一——五倍龙骨散

材料准备 五倍子、煅龙骨各等份。

制作过程 以上二药共研成细末，备用。

选取穴位 膻中穴。

实施操作 用时用温开水和醋调成糊状，敷贴于膻中穴，用医用纱布和胶布固定好。

用法提示 晚睡前敷药，早晨起床后取下。第二天晚上睡前换药再敷，连敷2天。

湿敷贴穴方二——倍矾止汗散

材料准备 五倍子15克，白矾5克。

制作过程 二药共研成细末，备用。

选取穴位 神阙穴。

实施操作 睡前用温开水或米醋调成糊状，趁湿敷贴于神阙穴（肚脐），用医用纱布或干净的绢巾系缚一宿。

用法提示 晚上睡前敷药，早晨起床后取下。第二天晚上睡前换药再敷，连敷3~5天。

❀ 取穴方法一点通

膻中穴： 位于胸部正中线，两乳头连线的中点。

神阙穴： 位于脐窝正中，所以又名脐中，也就是我们常说的肚脐眼。

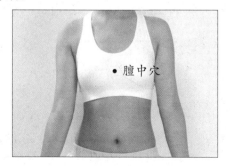

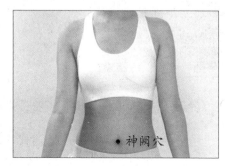

自 汗

记得有一次坐诊，一个小伙子满头大汗进了诊室的门，我笑着问他："跑着过来的？怎么满头大汗呀？"小伙子有点不好意思地说："没有，我就是比较爱出汗，老妈说可能是因为我身体太虚。"

自汗不同于盗汗，是指人在白天清醒状态下，没有天气炎热、活动量大等诱因而频频出汗的病症。自汗情况的出现，主要病机是身体阴阳失衡，卫表不固或营卫不和而致汗液外泄。卫，指卫气，运行于经脉之外，皮肤和肌肉之间，调节汗液的排泄。营，指营气，包含人体所必需的营养物质。卫表失去了外固的能力，汗液自然容易外泄。自汗主要与气虚或阳虚有关，因此在治疗上，应以补气助阳、调和营卫为主。

上例中的小伙子，身体微胖而气喘吁吁。待他平静擦汗后，还时不时打几个寒战。问诊得知，该患者虽时不时自汗出，但并不觉得热，经常畏寒，自认为是"出虚汗"，而且还很容易感冒。把脉发现，患者脉象微弱，乏力且气虚，属于阳虚自汗患者。因此，我给他开具了五子郁金膏，五倍子解表固里，郁金行气助阳，大概一周后，患者反馈效果良好。

湿敷方：五子郁金膏

材料准备 五倍子、郁金各等份，蜂蜜适量。

制作过程 上二药共研成细末，过筛，加入蜂蜜调制成膏。

选取穴位 神阙穴、涌泉穴、灵墟穴。

实施操作 用时将药膏分别贴敷于神阙、涌泉、灵墟三穴，外用医用纱布和胶布固定。

用法提示 每晚换1次，7~10日见效。

❀ 中医讲堂·其他对症贴穴方

五倍子同样是临床治疗自汗的主药，只不过盗汗多为阴虚阳亢所致，辅药会配伍滋阴潜阳的药物。而自汗多为气虚惹的祸，辅药配以行气、收敛的广郁金、枯矾等。在穴位选择上，除了神阙穴，我还经常会选取膻中穴。

五矾散

材料准备 五倍子、枯矾各等份。

制作过程 上二药共研为细末备用。

选取穴位 神阙穴。

实施操作 用时取药末10克，用水调成糊状，贴敷神阙穴。外用胶布固定。

用法提示 每日换药1次。

气虚自汗止汗末

材料准备 黄芪、煅龙牡各10克，防风、白术各6克，五倍子8克。

制作过程 上药共研成细末，装入干净的瓶子中备用。

选取穴位 神阙穴。

实施操作 用时取5克，填入脐窝内，稍滴1~2滴温开水，外用纱布覆盖，医用胶布固定。

用法提示 每日换药1次，5~7天为1疗程。

❋ 取穴方法一点通

神阙穴：位于脐窝正中，所以又名为脐中，也就是我们常说的肚脐眼。

涌泉穴：位于人体的足底部。取穴时，将脚趾自然向下蜷曲，足前部凹陷处便是该穴，约当足底第2、第3跖趾缝纹头端与足跟连线的前1/3与后2/3交点上。

灵墟穴：位于第3肋间隙，前正中线旁开2寸。

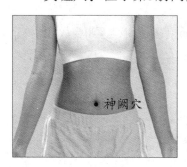

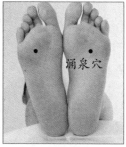

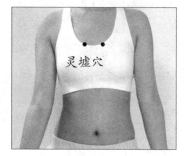

食欲不振

    有一次出门诊，遇到一个妈妈带着上初中的儿子来就诊。还没坐稳，妈妈就开始着急地述说："你看他瘦的，比小姑娘都苗条。没办法，啥都不喜欢吃，我变着花样给他做饭，还买了健胃消食片、山楂等，愣是没效果。医生您可帮我们看看，看怎么能把我儿子的胃口调起来。现在他14岁了，老这样下去，我都担心影响他的生长发育了。"

    "人是铁，饭是钢，一顿不吃饿得慌。"这句俗语明确表达了人对食物的需求和欲望，然而有些人却没有进食的欲望，对食物的需求低落，甚至全无。这就是食欲不振，严重些就是厌食症。

    食欲不振不算病，只是临床的常见症状。有时，我们因为情绪不畅、睡眠不佳、饮食单调等原因也会出现短暂的食欲不振，但当以上原因消失后，食欲就会恢复。但是，如果你长期食欲不振，或者近期突然出现无明显诱因且持续时间较长的食欲不振时，则应提高警惕。因为，这类食欲不振可能是身体亚健康的表现之一，如果还伴有其他症状，可能是某些疾病的早期信号。

湿敷方：安胃膏

材料准备 姜半夏、藿香、生蒲黄、川厚朴各6克，紫苏叶4克，白术9克。

制作过程 以上诸药共研成细末，和匀，装入干净的瓶子中备用。

选取穴位 神阙穴。

实施操作 用时取药末适量，用新鲜的生姜汁搅拌为糊状，然后敷于神阙穴，用医用纱布和胶布固定好。

用法提示 8小时后揭掉。每日1次，10次为1疗程。敷后用热水袋热敷一会儿肚脐部位效果更佳。

❀ 中医讲堂·其他对症贴穴方

楂石膏

材料准备 生山楂30克，赭石末15克。

制作过程 山楂洗净，去子捣烂后和赭石末调成膏状，备用。

选取穴位 神阙穴。

实施操作 用时取药膏适量，贴敷于神阙穴，用纱布覆盖、胶布固定。

用法提示 每日换药1次。

敷脐方

材料准备 炒神曲、炒山楂、陈皮各3克。

制作过程 上三药研制成末，备用。

选取穴位 神阙穴。

实施操作 用时取药末适量，加适量清水调制成膏糊状，置于脐中神阙穴，外用脱敏胶布贴敷固定。

用法提示 每次敷6~8小时，隔天1次。

❀ 取穴方法一点通

神阙穴：位于脐窝正中，又名脐中，也就是我们常说的肚脐眼。

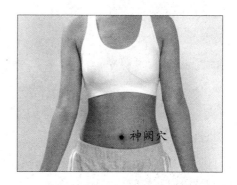

神阙穴

中医讲堂·生活调养面面观

每天晚上睡觉前用指腹绕着肚脐按顺时针方向画圆，每次50圈。也可以按压足三里穴。用指腹以画圆的方式按压，以有酸胀感为宜，每次10分钟，每天按压2~3次。这样能促进脾胃的消化与运化功能。

健 忘

　　出门忘拿手机，刚锁上门才发现钥匙落家里了，明明平时经常出现在眼边的杂志今天怎么也找不到了。真是越忙越慌，越想找什么就越找不到什么了。这种记忆力变差、遇事容易忘的症状就是健忘症。

　　健忘是指大脑的记忆能力出现暂时障碍的症状，除了和年龄有关，持续的压力紧张也会使脑细胞产生疲劳，出现健忘症。中医认为，健忘是心、肾、脑髓不足所致，或者说，脑部的气血不足是导致记忆力减退的主要原因。因此中医对于健忘以治疗为辅，个人调理为主，我建议患者平时勤于用脑、加强锻炼，让脑部气血充盈，精力充沛。

泥敷方：远志菖蒲糊

材料准备 远志、石菖蒲各15克。

制作过程 上二药共研成细末，备用。

选取穴位 劳宫穴、涌泉穴。

实施操作 用时取适量药末，以新鲜生姜汁调和成糊状，涂于劳宫穴和涌泉穴上，盖上纱布，外用医用胶布固定。

用法提示 晚上睡觉前贴敷，次日早晨起床取下。10次为1疗程。

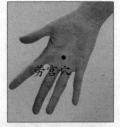

劳宫穴

✿ 取穴方法一点通

　　劳宫穴： 位于手掌心第2、第3掌骨之间，偏向于第3掌骨。取穴时，自然握拳屈指，中指指尖处即为劳宫。

　　涌泉穴： 位于人体的足底部。取穴时，将脚趾自然向下蜷曲，足前部凹陷处便是该穴，约当足底第2、第3跖趾缝纹头端与足跟连线的前1/3与后2/3交点上。

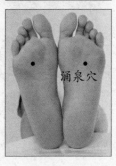

涌泉穴

颈肩酸痛

秦先生，33岁，某软件公司开发工程师。由于工作原因，时不时就会出现颈肩酸痛。病痛发作时，秦先生就站起来走走，活动活动脖子，用手捶捶肩头，或者跟着网络视频做一些颈椎操，不适症状会有所缓解。然而这毕竟是治标不治本的方法，工作强度大时，疼痛依旧，而且还会从颈肩部传到头部、胳膊，乃至全身都痛，严重时还伴有恶心头晕，无法集中精力工作。

颈肩酸痛青睐于白领阶层，这是不争的事实。我周围很多朋友普遍存在颈肩酸痛的症状，还有人经常落枕。这些病症的共同表现就是脖子后方、双肩，乃至背部上方都酸痛，连带着头脑都晕乎乎的，无法集中精力正常工作，连日常生活也会受到影响。多数人都尝试过颈肩操、按摩、牵引等各种治疗方案，但效果不大，过段时间就会复发。

我给秦先生开具了丹参归芍颈肩液，并采用热敷法，这样不仅可以更好地改善颈部、肩部血液循环，缓解肌肉痉挛，消除肿胀，还可以通过药物的走窜效果直抵经络内部，从而减轻症状。

热敷法：丹参归芍颈肩液

材料准备 白芍30克，丹参、当归各20克，制乳香、制没药各15克，甘草10克，葱须3根，米醋1000毫升。

制作过程 以上诸药摘净，分别用5厘米×5厘米纱布若干块包好，与醋同煎30分钟备用。

选取穴位 大椎穴、阿是穴。

实施操作 待药液冷却至45℃左右，取出纱布块外敷于大椎穴和阿是穴，纱布冷了就换。

用法提示 每次热敷30分钟，每日2次，10天为1个疗程。

❋ 中医讲堂·其他对症贴穴方

　　在某次学术交流会上，大家一致认为颈肩酸痛是办公室白领最常见的病症，几乎占有70%的比例，甚至不少医生也有或轻或重的症状表现。我们交流了彼此的经验，发现贴穴疗法所取穴位基本相同，但药材稍有差异，在此一并推荐给大家，大家可以试试哪种贴方更适合你的症状。

热敷法：颈肩酸痛膏

材料准备 当归、生茜草、威灵仙、艾叶、透骨草各15克，川芎、赤芍、红花、雄黄、白矾、羌活各10克。

制作过程 上药共研成细末，加入适量白醋拌匀，装入干净的布袋中，扎好口备用。

选取穴位 大椎穴、天柱穴、阿是穴。

实施操作 用时将药袋放入蒸屉中蒸热，然后趁热贴敷于大椎穴，或者疼痛处的阿是穴。

用法提示 每次1小时，每日敷2次。注意药热以不烫伤皮肤为宜。

热敷法：外敷药袋方

材料准备 葛根20克，羌活、桂枝、当归、土鳖虫、千年健、川椒、没药、大黄、血竭各15克，片姜黄、威灵仙各30克，儿茶、乳香各10克。

制作过程 将上述诸药装入一个布袋内，扎紧袋口，放入清水中（水量宜少）浸泡10分钟，再煎熬15分钟左右，取出药袋备用。

选取穴位 大椎穴、天鼎穴、阿是穴。

实施操作 用时将药袋置于颈部大椎穴或阿是穴，加热水袋保温。

用法提示 每次热敷1~2个小时，每天1~2次。每袋药可连续使用3~5天，然后更换新药。

湿敷法：酒调颈肩贴

材料准备 乳香、没药、血竭各等份，冰片适量。

制作过程 以上诸药共研成细末，装入干净的瓶子中备用。

选取穴位 大椎穴、肩井穴、阿是穴。

实施操作 用时用白酒或黄酒将药末调成饼状，趁湿贴敷于上述穴位。

用法提示 每3天换药1次，10次为1疗程。

✿ 取穴方法一点通

大椎穴： 位于颈部下端，第7颈椎棘突下凹陷处。取穴时，让患者正坐低头，自己用手摸颈后最高的隆起，这是第7颈椎棘突，其下凹陷处即大椎穴。

肩井穴： 位于大椎穴与肩峰端连线的中点上，前直对乳中。取穴时，先找到肩的外侧，然后找到大椎穴，肩井穴就在两者的中点上。

天鼎穴： 在颈部外侧，胸锁乳突肌后缘，喉结旁，扶突与缺盆连线的中点。头微仰，在喉结旁开3寸，扶突向下1寸处。

天柱穴： 在项部，斜方肌外缘，后发际正中旁开1.3寸。端坐，在后发际正中直上0.5寸，再旁开1.3寸处。

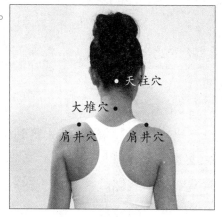

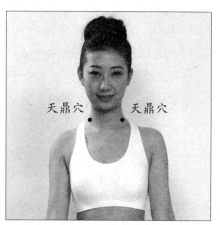

中医讲堂·生活调养面面观

很多人认为，颈肩酸痛是坐姿不当引起，但有些不从事伏案工作的人群也得了颈椎病，这也和坐姿有关系？其实长期伏案工作引起颈肩部肌肉僵直只是其重要诱因，究其根本还是肺气亏虚所致。

为什么这么说？颈肩酸痛说到底是因为颈肩部气机或脉络不通，不通则痛。肺主一身之气，朝百脉，肺气充足，则百病不生；肺气亏虚，那么各种病就会找上门来，颈肩酸痛只是其中之一。

失 眠

林子，32岁，出版社编辑。前几年由于工作需求，林子经常凌晨两三点还在审稿子、出蓝本。后来，工作调整了，但林子却患上了失眠，每天晚上最多睡2个小时。林子说她也曾尝试过睡觉之前用热水泡泡脚，喝杯热牛奶，床头柜放个熟苹果等方法，但效果甚微。

失眠，是指到了睡觉时间却无法入睡、入睡困难，或睡眠浅表、易醒等睡眠障碍，是困扰现代人的难题之一。中医对于失眠的认知，有从五脏论治，有从肝脾或心肾论治，也有从昼夜节律论治，我习惯从精神情志方面来论治，认为"其病在心"。

就案例中的林子来讲，前几年的熬夜习惯和工作压力让她身心俱疲，气血亏虚。气血不足，心神得不到滋养，就不易入睡，这也是现代年轻人最常见的失眠案例，多因压力太大、思虑或操劳过多而引起的失眠，我的建议是使用茱萸肉桂安神贴。吴茱萸和肉桂以交通心肾见长，而手少阴心经上的神门穴和足少阴肾经上的涌泉穴配伍，历来是治疗失眠的黄金搭档，强强配伍，临床治疗失眠效果十分显著。

湿敷法：失眠就用安神贴

材料准备 吴茱萸、肉桂各等份。

制作过程 上二药共研成细末，装入干净的瓶子中备用。

选取穴位 神门穴、内关穴、涌泉穴。

实施操作 用时取药末5~10克，加入适量蜂蜜调成药膏，贴于单侧的神门穴、内关穴、涌泉穴，然后用纱布包扎好。

用法提示 每天晚上睡觉之前贴敷，晨起取下。第2日晚上换贴敷另一侧穴位。10日为1疗程。

❀ 中医讲堂·其他对症贴穴方

　　神经性失眠是青年人和中年人最常见的失眠类型，除了上例茱萸肉桂安神贴外，其他诸如酸枣仁、夜交藤等也有很好的安神养心功效。此外，年轻人饮食不节、脾胃不和等也是造成失眠的重要原因之一。在此，继续给大家介绍几个对症安神贴，大家可以根据自身情况，选择合适自己的贴敷。

神经性失眠方：安神养心膏

材料准备 夜交藤、合欢花、酸枣仁、柏子仁、五味子各等份。

制作过程 上述药物共研成细末，装入干净的瓶子中备用。

选取穴位 神门穴、太阳穴。

实施操作 用时取适量药末，用清水（冬日用温开水）调和成糊状，贴敷于两侧神门穴及太阳穴上，盖以纱布，用胶布固定。

用法提示 晚上睡觉前贴敷，晨起取下。每日1次，7日为1疗程。

思虑过多伤脾，归脾丸填脐

材料准备 归脾丸数粒。

制作过程 取1粒归脾丸，磨碎。

选取穴位 神阙穴（肚脐）。

实施操作 将捣碎的归脾丸填入肚脐里，外面用医用纱布和胶带固定。

用法提示 晚贴晨取。

过度劳神伤心，枣仁枸杞安神

材料准备 酸枣仁、枸杞子各适量。

制作过程 酸枣仁研成细末，枸杞子捣烂如泥，备用。

选取穴位 涌泉穴、太渊穴。

实施操作 酸枣仁贴敷于双侧涌泉穴，外用胶布固定；枸杞子贴于双侧太渊穴，同样外用胶布固定。

用法提示 每日1次，睡贴晨取。

❀ 取穴方法一点通

神门穴：位于手腕部，手指关节侧面。取穴时，伸掌，尺侧腕屈肌腱的桡侧凹陷处即是神门穴。

涌泉穴：位于人体的足底部。取穴时，将脚趾自然向下蜷曲，足前部凹陷处便是该穴，约当足底第2、第3跖趾缝纹头端与足跟连线的前1/3与后2/3交点上。

太阳穴：位于头部侧面。太阳穴很容易找，相信大家也都知道，眉梢和外眼角中间向后1横指的凹陷处便是太阳穴。

神阙穴：位于脐窝正中，所以又名脐中，也就是我们常说的肚脐眼。

内关穴：位于前臂掌侧。取穴时，仰掌，从腕横纹的中央向上量三横指的中央，即是内关穴。

太渊穴：位于手腕部。取穴时，仰掌，掌腕侧横纹桡侧下的凹陷处便是太渊穴。

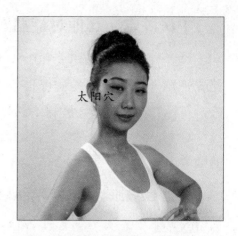

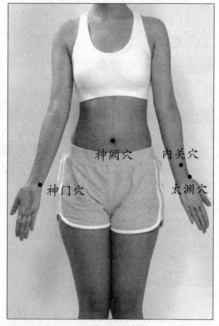

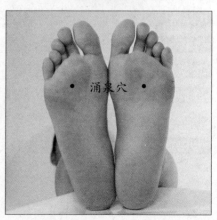

第三章

常见病症自己贴，
等于家有半个医

咳嗽采取近端取穴法，取定喘、肺俞等穴，平喘止咳宣肺；颈椎病采用阿是穴选穴，取大椎、颈夹脊；慢性咽炎采用远近端结合取穴法，取涌泉、人迎穴……生活中，我们总会碰到内科、外科、五官科、皮肤等各科的常见病症，怎么办？贴穴疗法为您和家人的健康服务，只要在某些特定的穴位上贴几剂对症的中草药，问题就会迎刃而解。

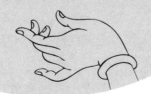

感 冒

秦女士连着两天喉咙疼，吃了几片西瓜霜，刚含着倒是挺舒服，但过会儿就又疼了。秦女士以为是上火了，就没当回事儿，照常去瑜伽房练习瑜伽，但练着练着，秦女士越发口干咽疼，自觉心烦燥热，头晕乎乎的，动作越来越吃力，并开始左右摇晃。旁边的朋友发现不对，立刻把她送往医院。简单查体后，诊断为感冒。秦女士当时就纳闷了：自己不就上火嗓子疼吗，怎么是感冒了呢？

很多人认为，感冒就是打喷嚏、咳嗽、头痛、发热、流鼻涕，这也是大多数人的感冒症状表现。然而，感冒的类型不同，症状表现也不尽相同，秦女士的感冒属于风热感冒。

风热感冒是机体受到风热之邪侵犯所致，因此多表现为发热重、头胀痛、咽喉疼痛、口渴等症状。观察口腔，可见舌尖边缘很红，苔薄白或微黄。秦女士本来两天前就被风热之邪所伤，常常感到口渴喜饮，咽喉疼痛，但没注意，继续练习瑜伽，大量运动导致出汗过多，更助长了风热之邪，于是本来很轻的风热感冒症状加重了。我给秦女士推荐辛凉解表的银翘膏，穴位选足底之涌泉穴和背部之肺俞穴。

湿敷方：辛凉解表银翘膏

材料准备 金银花、连翘、荆芥、甘草各12克，淡豆豉、薄荷、桔梗各9克，菊花、淡竹叶各6克。

制作过程 以上诸药共研成细末，装入干净的瓶中备用。

选取穴位 涌泉穴、肺俞穴。

实施操作 用时取适量药末，用清水调和成糊状，贴敷于涌泉穴和肺俞穴，外用医用纱布和胶布固定。

用法提示 晚贴晨取，每日换药1次，3天为1个疗程。

❀ 中医讲堂·其他对症贴穴方

中医认为，除风热型感冒外，感冒还可分为风寒型感冒、暑湿型感冒和流行性感冒。下面我们来了解一下其他类型的感冒贴敷方。

风寒感冒

症状表现 怕冷身热，鼻塞或流清水鼻涕，浑身酸痛，咳嗽有痰，痰稀白，舌苔薄白。风寒感冒多发生于秋冬季节，因吹风受凉所致，因此在论治上以辛温解表为主。

材料准备 生姜10克，葱白30克，麻黄6克。

制作过程 上药混合后共研成细末，装入干净的瓶中备用。

选取穴位 神阙穴（即脐中）、风池穴、大椎穴。

实施操作 用时取适量药末，分别贴敷于神阙穴、风池穴及大椎穴，外用医用纱布和胶布固定。

用法提示 每日换药1次，热水袋熨贴，使发微汗即可。

暑湿感冒

症状表现 即热伤风，发生于夏季，多因夏季闷热，大家贪凉吹空调所致。症状也是鼻塞或流涕、发热，但出汗多却热不解。中医论治暑湿感冒因感受暑气而生，因此多采用清暑祛湿的方药作为主要贴方。

材料准备 淡豆豉30克，连翘12克，薄荷12克，葱白适量。

制作过程 将前3药混合共研成末，装入干净的瓶中备用。

选取穴位 神阙穴（即脐中）。

实施操作 用时取药末适量，与葱白共捣烂如膏状，填入神阙穴，外敷纱布，用医用胶布固定。

用法提示 每日换药1~2次。

流行性感冒

材料准备 紫苏叶、贯众、薄荷、葱白各15克。

制作过程 将前3味药共研成细末，装入干净的瓶中备用。

选取穴位 神阙穴（即脐中）。

实施操作 用时取适量药末，加入葱白共捣烂，可加适量清水使其调和成糊状，填入神阙穴，外用纱布覆盖，再用医用胶布固定。

用法提示 每日换药1~2次。

❀ 取穴方法一点通

涌泉穴： 位于人体的足底部。取穴时，将脚趾自然向下蜷曲，足前部凹陷处便是该穴，约当足底第2、第3趾缝纹头端与足跟连线的前1/3与后2/3交点上。

肺俞穴： 位于第3胸椎棘突下，旁开1.5寸处。肺俞穴非常好取，取穴时先低头找到颈部最高隆起的第7颈椎棘突，然后向下数到第3个隆起的骨性突起，便找到了第3胸椎棘突，下旁开两横指处，左右各有一穴，便是肺俞穴。

风池穴： 位于后颈枕骨之下，两条大筋外陷入窝中，与耳垂齐平。

大椎穴： 位于后颈部下端，第7颈椎棘突下凹陷处。取穴时，正坐低头，颈后最高的隆起为第7颈椎棘突，其下凹陷处即为大椎穴。

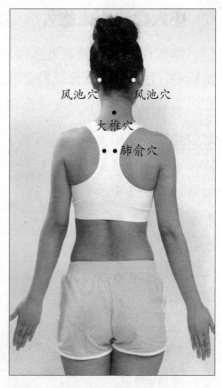

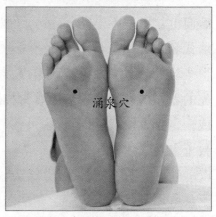

咳 嗽

　　晓晓是大二的学生，连续1个多星期觉得喉咙一直发痒，一痒就忍不住咳嗽，咳了半天也没什么痰，只是干呛个不停。去药店买了润喉片和甘草片，也喝了很多水，但效果甚微。这几天，晓晓咳嗽越发严重，一咳嗽就连带着嗓子痛、胸痛，甚至有几次咳嗽剧烈，白色泡沫状的痰中带有血丝，同时还伴有唇鼻干燥、鼻塞、头痛、畏寒发热，这才着急前来就诊。我观察发现其舌红而少津、苔薄白或薄黄而干。

　　咳嗽很常见，人都免不了咳嗽几声。咳嗽本身是人体清除呼吸道内异物的一种保护性呼吸反射动作，偶尔的咳嗽利于机体的自我保护，是祛除病邪的一种方式。然而，凡事过犹不及，如果剧烈长期咳嗽就不好，例如晓晓的咳嗽就导致了呼吸道出血，所以痰中带有血丝。

　　从症状来看，晓晓是口干少津，剧烈咳嗽牵动咽喉血络破裂所引起的轻微出血，说明体内阴津亏虚，火气上亢，属于风燥型咳嗽。燥邪伤肺，久咳伤阴，治疗当以滋阴润肺、止咳生津为主。桑叶、豆豉疏风散热，清肺润燥；杏仁降气镇痛，配以贝母、栀子泻火滋阴之力，诸药共奏滋阴润肺之功效，是治疗风燥咳嗽的经典良方。

湿敷方

材料准备 桑叶、豆豉、杏仁、川贝母、栀子各等份，蜂蜜适量。

制作过程 上药（除蜂蜜外）混合均匀，捣烂研成细末，备用。

选取穴位 神阙穴。

实施操作 用时取药末适量，用蜂蜜调和成糊状，敷于脐部（即神阙穴），外盖纱布，胶布固定。

用法提示 每日换药1次，10次为1疗程。

❀ 中医讲堂·其他对症贴穴方

中医认为，有声无痰为咳，有痰无声为嗽，但一般患者均为痰声并见，所以后来都统称为咳嗽。针对咳嗽的分型，除了上述风燥咳嗽，还有风寒咳嗽和风热咳嗽两种类型。风寒咳嗽声重恶寒，痰液稀薄色白，舌苔薄白，治疗以宣肺解表，驱寒化痰为主；风热咳嗽口干咽痛，痰液呈黏稠的黄痰，以疏风清热、宣肺止咳为治法。

风寒咳嗽

【症状表现】咳嗽的声音较重，咽痒，有痰，痰多为稀薄的白色泡沫状，患者多兼有鼻塞、流清涕、头痛、肢体酸痛、怕冷等症状。舌淡红，舌苔薄白。

【材料准备】麻黄、桂枝各10克，白芥子30克，枳实、甘遂、细辛各5克。

【制作过程】上药共研成细末，装入干净的瓶中密封备用。

【选取穴位】肺俞穴、风门穴、膏肓穴、中府穴。

【实施操作】用时取适量药末，用新鲜的生姜汁调和成糊状，贴敷于上述穴位。

【用法提示】每日1次，1次贴6~10个小时，3次为1个疗程。

风热咳嗽

【症状表现】咳嗽频繁、剧烈，喉咙处干燥疼痛，气粗或咳声沙哑。有痰，痰黏稠或黏黄，咳痰不爽，多兼有咳时出汗，流黄鼻涕，头痛，肢体酸软，怕风，身体发热等症状。舌红，苔薄黄。

【材料准备】桑叶、菊花、杏仁、连翘、桔梗、甘草、薄荷、芦根各适量，蜂蜜1勺。

【制作过程】上药除蜂蜜外共研成细末，过滤后装入干净的瓶中密封备用。

【选取穴位】神阙穴、大椎穴、曲池穴、天突穴。

【实施操作】用时取适量药末，用蜂蜜调和成糊状，贴敷于上述穴位，盖以纱布，用胶布固定。

【用法提示】每日换药1~2次。

❋ 取穴方法一点通

神阙穴：位于脐窝正中，所以又名脐中，也就是我们常说的肚脐眼。

肺俞穴：位于第3胸椎棘突下旁开1.5寸处。肺俞穴非常好取，取穴时先低头找到后颈部最高隆起的第7颈椎棘突，然后向下数到第3个比较隆起的骨性突起，便找到了第3胸椎棘突，下旁开两横指处，左右各有1穴，就是肺俞穴。

风门穴：位于背部，当第2胸椎棘突下，旁开1.5寸。

膏肓穴：位于背部，当第4胸椎棘突下，旁开3寸。

中府穴：位于胸前壁外上方，肩胛骨喙突上方，锁骨下窝凹陷处直下1寸。

膻中穴：位于胸部前正中线，两乳头连线的中点。

大椎穴：位于颈部下端，第7颈椎棘突下凹陷处。取穴时，让患者正坐低头，自己用手摸颈后最高的隆起，这是第7颈椎棘突，其下凹陷处即大椎穴。

曲池穴：位于肘横纹外侧端。取穴时，采用正坐位，屈肘，肘的横纹尽处，即肱骨外上髁内缘凹陷处。

天突穴：在颈部，前正中线上，两锁骨中间，胸骨上窝中央。

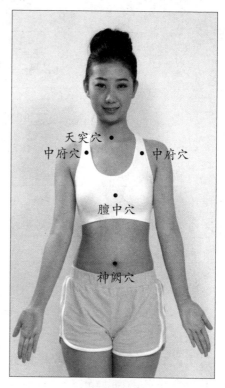

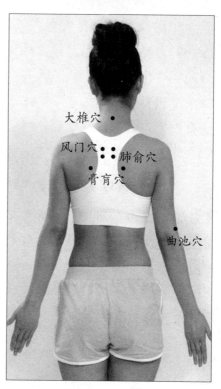

支气管哮喘

　　32岁的庄女士很害怕感冒，因为她一感冒就容易引起反复咳嗽，长期不愈，还伴有气短或喘气。由于工作比较忙，庄女士只去过两次医院就诊，血常规检查和胸透并未发现异常，就按支气管炎治疗。然而，吃了很多止咳化痰药和多种抗生素，效果都微乎其微。吃药不管用，就自己用偏方，冰糖梨水、川贝水都试了，结果还是无效。怎么回事呢？

　　人们通常认为反复咳嗽、痰多、喘息、气短无非是支气管或肺部的问题，拍胸部X线片显示肺部正常，就考虑到支气管炎或慢性支气管炎。其实，咳嗽伴有喘气、气短还要考虑是否是哮喘，尤其是像庄女士这样按支气管炎治疗无效的患者，更应该考虑哮喘的可能。

　　中医认为，内有壅塞之气，外有非时之感，膈有胶固之痰，三者结合，则为哮喘。意思是说，如果人体内部的气血运行不畅，外部再受到季节急剧变化的影响，胸膈内有痰液拥堵，咳、喘反复发作，呼吸急促，喉咙中哮鸣有声，是为哮喘。由于哮喘遇寒变重，我一般建议患者用热敷法进行贴穴，另外，哮喘属于呼吸道疾病，多因肺气不足所致，因此取穴以肺俞穴为主。寒喘平就非常适合庄女士这样的哮喘患者。

支气管哮喘经典热敷贴方：寒喘平

材料准备 石菖蒲12克，生姜30克，葱白3根，艾叶1把。

制作过程 将以上诸药捣烂炒熟热，用布包好。

选取穴位 肺俞穴、风门穴。

实施操作 趁热贴敷在上述穴位。

用法提示 2天换1次药，10天为1疗程。

🌼 中医讲堂·其他对症贴穴方

湿敷方：消咳喘膏

材料准备 炙白芥子、炙麻黄各4克，炙款冬花、桔梗、元胡、细辛各3克，甘遂2克。

制作过程 以上诸药共研细末，加入冠心苏合胶囊中药粉6克调匀，用鲜姜汁调成膏状。

选取穴位 定喘穴、肺俞穴、膈俞穴。

实施操作 趁热贴敷在上述穴位。

用法提示 24小时后取下，隔日贴药1次，4次为1疗程。

🌼 **取穴方法一点通**

肺俞穴： 位于第3胸椎棘突下旁开1.5寸处。肺俞穴非常好取，取穴时先低头找到后颈部最高隆起的第7颈椎棘突，然后向下数到第3个比较隆起的骨性突起，就找到了第3胸椎棘突，下旁两横指处，左右各有一穴，就是肺俞穴。

定喘穴： 位于第7颈椎棘突下，旁开0.5寸处。也就是低头在后颈摸到最隆起的骨头旁边外移一点。

膈俞穴： 位于第7胸椎棘突下，至阳穴（督脉）旁开1.5寸处取穴。取站立位，背过手，可以摸到在肩胛骨和脊椎骨之间凹陷，这个地方就是膈俞穴，左右各有一穴。

风门穴： 在背部，第2胸椎棘突下，后正中线旁开1.5寸。

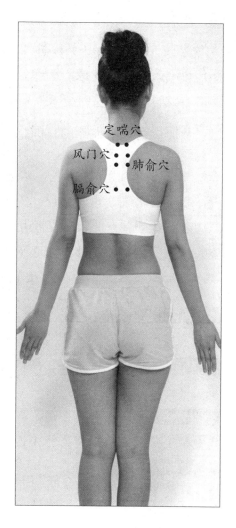

慢性支气管炎

王先生，43岁，长期反复咳嗽、咳痰6年，每年冬季都会发作，每次至少3个月。其他季节如果遭遇风寒感冒也会引起咳喘，曾在几家医院进行治疗，被确诊为"慢性支气管炎"，多采取西医止咳化痰、控制感染的治疗方案，但效果不理想，还是年年都有发作。这年初入冬季，来医院寻求中医治疗。

像王先生这样由于种种原因造成难以根治的慢性病，已经屡见不鲜，也因此给大家造成一种印象就是：中医见效慢。其实根本原因是患者就诊不及时。例如支气管炎初期，其实无论西医还是中医，都有很好的治疗方案，一旦延误治疗时机就会发展成慢支，就只能是慢慢调理了。因此，任何疾病，希望大家尽早发现，尽早治疗。

王先生舌红而苔白腻，痰呈白色泡沫状，脉浮而紧，显然伤寒于表，心下有水气。也就是说，王先生此证清热不能治寒，养阴不能化痰。怎么办？我的首选方案就是采用冬病夏治的三伏贴法，分步进行润肺、化痰并温通三焦水寒之邪，治心下水气。

冬病夏治三伏贴：慢支慢调理

材料准备 白芥子、甘遂、细辛各30克，沉香、前胡各15克，生麻黄10克，冰片少许。

制作过程 先将沉香粉碎，然后同上药一起共研成细末，过滤后装入干净的瓶中密封备用。

选取穴位 初伏：取肺俞穴、定喘穴和天突穴；中伏：取风门穴、厥阴俞穴和膻中穴；末伏：取大杼穴、肺俞穴和膻中穴。

实施操作 用时取适量药粉撒在普通的膏药上，将撒好药粉的膏药剪成小块，按要求贴敷于所选穴位上。

用法提示 每周贴敷3次，21天为1个疗程。

🏵 中医讲堂·其他对症贴穴方

三伏天贴敷法比较适合慢支的长期治疗，且有时间限制。平时如果慢支发作，可贴敷复方公丁香散，临床效果也不错。

复方公丁香散

材料准备 公丁香0.5克，肉桂、麻黄各5克，白芥子4克，半夏3克。

制作过程 上药共研成细末，过滤后装入干净的瓶中密封备用。

选取穴位 神阙穴（肚脐眼）。

实施操作 用时取药末适量，填入脐中（即神阙穴），外用医用纱布覆盖，再用胶布固定。

用法提示 每隔48小时换药1次，贴敷1次为1个疗程。

🏵 取穴方法一点通

肺俞穴： 位于第3胸椎棘突下旁开1.5寸处。

定喘穴： 位于颈后第7颈椎棘突下旁开0.5寸。

天突穴： 位于颈部，当前正中线上，胸骨上窝中央。取穴时，先找到喉结，喉结下面，左右胸锁骨的中间点。

风门穴： 位于背部，当第2胸椎棘突下，旁开1.5寸。

厥阴俞穴： 位于第4胸椎棘突下，旁开1.5寸处。

膻中穴： 位于人体胸部前正中线，即两个乳头之间连线的中点。

大杼穴： 位于背部，当第1胸椎棘突下，旁开1.5寸。

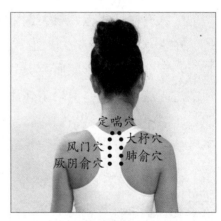

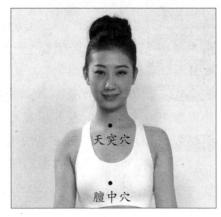

支气管扩张

　　吕先生，52岁，患慢性支气管扩张近40年。吕先生自述，小时候经常感冒咳嗽，当时贪玩也没当回事儿，挺一挺就过去了，但后来发展为支气管扩张。吕先生现在最害怕感冒，因为他一感冒就引发支气管扩张，一直咳嗽个不停，尤其是早晚更严重，时不时就会咳出血痰。就是平时没有感冒，吕先生也时不时会咳嗽几声，老觉得有浓痰，很难受。

　　支气管扩张是由于支气管及其周围肺组织慢性化脓性炎症和纤维化，使支气管壁的肌肉和弹性组织破坏，导致支气管变形及持久扩张。典型的症状有慢性咳嗽、咳大量脓痰和反复咯血。

　　中医学将其归为"咳血""肺痈"范畴，认为本病的发病因素主要是火，因此论治上宜凉血泻火，我给吕先生开的地冬散就有很好的效果。地黄滋阴凉血生津，擅治阴虚津亏类诸症，配伍清胃热、润肺燥和止渴生津、止咳平喘的二冬、知母、川贝等药，再用山药、白及调和诸药，贴敷于发病主穴肺俞穴，是治疗支气管扩张的最佳贴敷方。

湿敷支扩方：地冬散

材料准备 生地黄、熟地黄、天冬、麦冬、知母、川贝母、百部、山药、白及各等份。

制作过程 上药共研成细末，过滤后放入干净的瓶中密封备用。

选取穴位 肺俞穴。

实施操作 用时取药末10克，用鸡蛋清调和成糊状，贴敷于双侧肺俞穴，外用医用纱布覆盖，再用胶布固定。

用法提示 每日换药1次，10次为1个疗程。

❀ 中医讲堂·其他对症贴穴方

　　支气管扩张主要致病因素是支气管感染、气道阻塞，患者小时候多有百日咳、支气管肺炎等病史。因此穴位多选肺俞，方药则宜止咳平喘。

湿敷法：白贝膏

（材料准备）款冬花、川贝母、侧伯叶、生地榆、鱼腥草、白及各等份。

（制作过程）上药共研成细末，过滤后放入干净的瓶中密封备用。

（选取穴位）肺俞穴、膻中穴。

（实施操作）用时取适量药末，用食醋调和成糊状，贴敷于膻中穴和双侧肺俞穴，外用医用纱布覆盖，再用胶布固定。

（用法提示）每日换药1次，10日为1疗程。

【备注】若配以本方散剂内服，每次服5克，每日2次，效果更佳。

❀ 取穴方法一点通

　　肺俞穴：位于第3胸椎棘突下旁开1.5寸处。取穴时先低头找到后颈部最高隆起的第7颈椎棘突，然后向下数到第3个比较隆起的骨性突起，便找到了第3胸椎棘突，其下左右两旁两横指处，便是肺俞穴。

　　膻中穴：位于人体胸部前正中线上，即两乳头之间连线的中点。

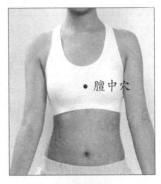

· 膻中穴

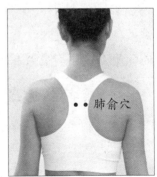

·· 肺俞穴

头 痛

琳琳，17岁，高二学生。平时和同学玩耍、看小说都没事，一上课，尤其是上数学课、物理课等理科类课程就头痛得厉害。琳琳自述，说自己是典型的文科生，理科是她的弱项，她也曾多次尝试好好学习理科，但是每次她看一会儿理科书就头痛。最严重的一次，本来第二节是英语课，她准备好了书本，但临时调成了数学课，她一抬头看黑板类似天书的数学公式就懵了，头痛得不行。请假在宿舍看会儿《读者》，头痛症状立刻消失了。"医生，我真不是装的。但为什么我的头痛这么具有针对性？"

无论在中医还是西医来看，头痛都是一种比较复杂的症状，感冒、鼻窦炎、颈椎病、脑血管病等都可能诱发头痛。根据我多年的临床经验，学生经常性头痛，无外乎两大原因：一是鼻窦炎，二是神经紧张性头痛。鼻窦炎在后文有专门的论述，琳琳显然属于神经紧张性头痛，我给她推荐湿敷南星乌芷散。

太阳穴是治疗头痛的特效穴位，大家头痛时可以按摩太阳穴，以缓解疲劳、醒脑止痛。配以祛风止痛的生南星、白芷和生川乌，对用脑过度的学生、白领等阶层的神经性头痛具有较好的效果。

神经紧张性头痛：湿敷南星乌芷散

材料准备 生南星、生川乌、生白芷各15克。

制作过程 上三药共研成细末，备用。

选取穴位 太阳穴。

实施操作 用时取药末适量，用鲜葱汁调匀，贴敷于太阳穴。外用纱布覆盖，再用医用胶布固定。

用法提示 每日1次，每次4小时。

❀ 中医讲堂·贴对穴位巧帮忙

百寒由足起，风寒头痛采用驱寒药物贴敷涌泉穴；风热头痛采用凉血清热类药材贴敷主治头痛的印堂穴。

风寒头痛：热敷姜茱散

症状表现 起病急，头痛无汗，以前额及后头部疼痛为主。遇风寒或天气变凉加重，多伴有打喷嚏、咳嗽、鼻塞或流鼻涕等症状。

材料准备 生姜30克，吴茱萸15克。

制作过程 将吴茱萸研成细末，生姜捣烂，同入铁锅内烧热，摊在纸上，再滴适量白酒调成稀糊状。

选取穴位 涌泉穴。

实施操作 趁热将姜萸酒调散贴敷于两足心涌泉穴。

用法提示 晚敷晨取，每日1次。

风热头痛：湿敷荆菊头痛散

症状表现 头痛伴有头沉和灼热感，五心烦热，喜凉风。多伴有口舌干疼，小便赤黄、大便秘结，鼻流浊涕或牙痛。

材料准备 荆芥、钩藤各12克，菊花20克，薄荷6克，防风3克。

制作过程 上5药共研成细末，备用。

选取穴位 印堂穴。

实施操作 用时取药末适量，用凡士林或香油调拌均匀，贴敷于印堂穴，外用纱布覆盖，再用医用胶布固定。

用法提示 晚敷晨取，每日1次。

❀ 取穴方法一点通

涌泉穴：位于足底部。取穴时，将5根脚趾向下蜷曲，足前部凹陷处就是此穴。

印堂穴：位于前额部，两眉头中间。

太阳穴：位于耳廓前面，前额两侧，外眼角延长线的上方。

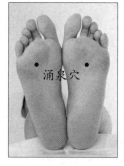

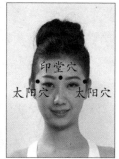

胃脘痛

记得有一次接诊的是两位女大学生，其中一个女生面色黯黄，被另一位女生搀扶着，弓着身子，双手紧扣胸口下部走了进来。助手迅速向我低语："又一个胃痛的！"就赶去帮忙患者坐下。问诊得知她患胃痛已有3年历史，时痛时止。这次胃病复发是因为节食，连续几天吃生冷水果所致，上腹部胀满痞闷，疼痛特别剧烈，自服阿托品和奥美拉唑，没有效果，故来医院就诊。

胃脘痛，也就是我们通常所说的胃痛，是以胃脘接近心窝处疼痛为主要症状的病症。寒邪伤胃、饮食不节、肝气犯胃等都是胃脘痛发生的常见原因。因此，在治疗上要么疏肝理气，要么温通补中，恢复脾胃功能。

胃痛让人不思进食，空腹吃药也伤胃，因此穴位贴敷方治疗胃痛最为合宜。首先，根据近端取穴和阿是穴取穴法，找对胃俞、中脘等压痛点；其次，药材要选择香附、小茴香等理气解郁类药物，以及温中散寒的生姜、葱头；最后，患者是女性，多性情优柔，胃痛多和情绪有关，肝主疏泄调节情志，疏肝有助于止痛。

热敷方：疏肝健胃三香膏

材料准备 香附8克，小茴香、陈皮各6克，乳香、三棱各3克。

制作过程 上药共研成细末，放入锅中炒热，加米醋调成膏状。

选取穴位 中脘穴、胃俞穴。

实施操作 趁热贴敷中脘穴、胃俞穴。

用法提示 晚贴晨取，每天1次。

❋ 中医讲堂·其他对症贴穴方

中医辨证治疗胃脘痛有虚实寒热之分，三香膏是虚实皆治的贴敷方，如果是由于寒邪犯胃或饮食不节等引发的胃痛，下面这个贴敷方可能更适合你。

湿敷香附良姜膏

材料准备 香附、高良姜各等量，蜂蜜适量。

制作过程 前2药混合研成细末，过滤后用蜂蜜调和成药饼状，备用。

选取穴位 神阙穴、脾俞穴、胃俞穴、中脘穴。

实施操作 将药饼敷于上述穴位。

用法提示 晚贴晨取，每日1换，10天为1疗程。

❀ 取穴方法一点通

神阙穴： 肚脐眼，也就是脐中。

中脘穴： 位于上腹部，前正中线上，当脐中上4寸。取穴时，采用仰卧位，胸骨下端和肚脐连线中点即为此穴。

胃俞穴： 位于背部，当第12胸椎棘突下，旁开1.5寸。取穴时，采用俯卧位或正坐位，背部的第12胸椎棘突下，脊椎左右旁开二指宽处即是。

脾俞穴： 位于背部第11胸椎棘突下，旁开1.5寸。

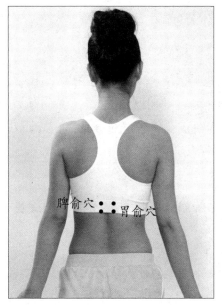

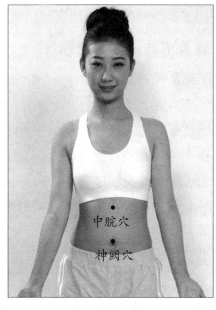

腹痛

　　寒假期间，科里来了几个实习生，文文静静的小蔺悟性很好，认穴准，下手稳。空闲时小蔺总是在肚子上敷一个热水袋，我问她怎么那么怕冷。小蔺说自己体寒，到了冬天小腹部就容易痛，尤其是月经前后，或者天气变凉，疼痛就会加剧，但放个热水袋就不痛了。觉得不是什么病，正好也保暖了，就养成了抱热水袋的习惯。

　　月经期间或前后肚子痛，几乎每个女孩子都遇到过，但天凉就容易肚子疼，这和特殊的生理期可没关系。女性身体偏阴、偏寒，相对于男性，更容易遭受到寒邪入侵。像小蔺这样，腹痛伴随有大便稀溏、舌头淡白，属于典型的虚寒性腹痛，我给她开的桃仁止痛饼，专治虚寒型腹痛。

　　桃仁止痛贴方中，桃仁、赤芍活血散瘀止痛，元胡"能行血中气滞，气中血滞，故专治一身上下诸痛"，配伍桂枝、木香、乌药等散寒通阳类药材，治疗寒性腹痛效果颇佳。由于小蔺体质偏寒，我还建议她平时多吃红枣、红豆、生姜等具有温补功效的食材。

热敷方：桃仁止痛饼

材料准备 桃仁、赤芍20克，元胡12克，红花、木香、香附、桂枝、乌药6克，生姜3克。

制作过程 将上述9味中药共研成细末，或者是煮熬药物取汁，调拌面粉或凡士林等，制成药饼。

选取穴位 神阙穴、阿是穴。

实施操作 使用时将药饼加热后贴敷在神阙穴（即肚脐）和两侧腰腹部，用胶带或腹带固定住。

用法提示 晚贴晨取，每日1换。直至腹痛痊愈。

❀ 中医讲堂·其他对症贴穴方

　　中医根据腹痛的发病病机及其特点，将其分为虚寒腹痛、湿热腹痛和肝郁腹痛3种。虚寒腹痛上文已经讲过，再来看看另外两种腹痛的贴敷方。

湿热腹痛：黄硝祛痛膏

[症状表现] 腹痛拒按，常伴有小便短赤、大便秘结、口干舌苦、身热烦渴等。

[材料准备] 大黄、山栀子、芒硝各10克，酒精（75%）10毫升，蓖麻油30毫升。

[制作过程] 前3味药共研成细末，过滤后装入干净的瓶中密封备用。

[选取穴位] 阿是穴（即疼痛点）。

[实施操作] 用时取药末适量，用上述规格的酒精、蓖麻油调和成泥糊状，用布条包住，贴敷于疼痛处。外用胶布固定。

[用法提示] 晚贴晨取，每日换药1次。

肝郁腹痛：疏肝祛痛散

[症状表现] 腹痛程度与情绪有关，忧虑烦恼时腹痛加剧，嗳气或情绪舒畅则好些。

[材料准备] 高良姜、香附、乌药、广木香各等份。

[制作过程] 将上药共研成细末，过滤后装入干净的瓶中密封备用。

[选取穴位] 神阙穴、期门穴。

[实施操作] 贴敷于神阙穴和期门穴，外用医用纱布和胶布固定。

[用法提示] 每日换药1次，直至痛止停贴。

❀ 取穴方法一点通

　　神阙穴： 位于脐窝正中，所以又名脐中，也就是我们常说的肚脐眼。

　　期门穴： 位于胸部，当乳头直下，第6肋间隙。

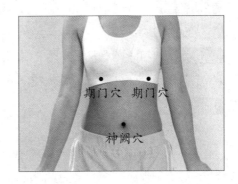

腹 胀

　　周先生，37岁，十几天前得了急性肠胃炎，上吐下泻，从药店买了氟哌酸、多酶片和阿莫西林，用了3天，不吐也不泻了，但是之后七八天一直腹胀，有时候肚子里还咕噜咕噜地响，连续3天没有排便。周先生捂着嘴说，他最近口气很严重，刷牙也不管用，这对于在销售部经常需要和客户打交道的他来讲异常尴尬，问是否与腹胀有关。

　　腹胀，是人体主观的感觉，就是感到腹部的某一部位或整个腹部胀满，像气球一样鼓起来，感觉里面全是气，常伴有不思进食、恶心嗳气、浑身乏力等症状。引起腹胀的原因很多，中医论治本病，会根据不同原因的腹胀，进行辨证治疗。

　　就上例中的周先生来讲，腹胀伴随便秘，显然是肠胃不通所致。口气比较严重，是因为食物糜物堆积在肠胃，浊气随着人呼吸说话上逆至口腔所致。因此我给他的贴方中以理气宽中、行滞消胀的川厚朴和枳壳为主药。肠胃不通多与肝气不舒相关，因此再加一味疏肝解郁的香附。三药并用，贴于神阙穴，消胀止痛功效立显。

湿敷方：酒调消胀膏

材料准备 川厚朴、枳壳、香附各等份。

制作过程 上药共研成细末，过滤后装入干净的瓶中备用。

选取穴位 神阙穴、阿是穴。

实施操作 用时取药末适量，用白酒调和成糊状，贴敷于神阙穴和腹胀处的阿是穴。外用医用纱布和胶布固定。

用法提示 每日换药1次。

✿ 中医讲堂·其他对症贴穴方

临床上常出现的腹胀类型除上述案例所示外，还有湿热气滞类腹胀、肝郁气滞类腹胀，大家可根据自身症状有针对性地选方、用方。

湿热气滞类腹胀

症状表现 胸闷腹胀，口中发黏或口淡无味，不思进食。

材料准备 厚朴、黄连、栀子、枳壳、大黄各等份。

制作过程 上药共研成细末，过滤后装入干净的瓶中备用。

选取穴位 神阙穴。

实施操作 用时取药末适量，用温水调和成糊状，贴敷于脐中。

用法提示 每3日换药1次。

肝郁气滞类腹胀

症状表现 脘腹部胀闷，长出一口气稍舒，常伴心烦易怒。

材料准备 厚朴、枳壳各10克，柴胡5克。

制作过程 上药共研成细末，过滤后装入干净的瓶中备用。

选取穴位 神阙穴、期门穴、阳陵泉穴。

实施操作 用时取药末适量，用黄酒调和成糊状，贴敷于上述穴位上。

用法提示 每周换药1次，直至痊愈。

✿ 取穴方法一点通

神阙穴： 位于脐窝正中，所以又名脐中，也就是我们常说的肚脐眼。

期门穴： 位于胸部，当乳头直下，第6肋间隙。

阳陵泉穴： 位于小腿外侧，当腓骨（小腿外侧较细的长骨）前下方凹陷处。

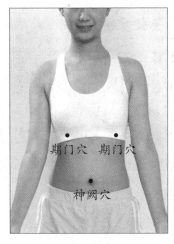
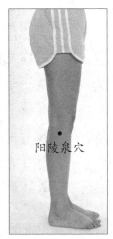

腹 泻

贾女士，45岁，连续腹泻7天，稀水状大便，伴有腹胀，腹部坠痛、绞痛，有时还会呕吐，头晕乏力，不思进食。曾在某诊所拿了氟哌酸、泻立停，前一两天吃稍有效果，但隔日又开始复发，再加大剂量也没有用，身体甚至开始出现脱水迹象，特来看中医，希望全面调理。

腹泻，就是我们平时所说的"拉肚子"，中医一般称为泄泻，其特点就是大便次数频繁，便质稀薄或呈黄水状。拉肚子就吃泻立停、氟哌酸，这几乎是老百姓的第一反应。但是，泻立停、氟哌酸或环丙沙星等是治疗感染性腹泻的药物，对于非感染性腹泻，不仅无效，还会造成肠胃功能紊乱，加重病情。贾女士就是实例。

中医认为，腹泻的主要病变部位在胃和大小肠，对症治疗自然要选对穴位。天枢穴是大肠的募穴，关元穴（即武侠小说经常提到的"丹田"）是小肠募穴，中脘是压痛点，再配合主治胃肠病症的足三里穴，对治疗各类腹泻皆有功效。所选药材则以健脾利湿、行气和中的菖蒲、厚朴、陈皮等为主。据此，我为贾女士开的贴穴方如下：

热敷方：灵菖止泻膏

材料准备 菖蒲30克，厚朴15克，桂枝5克，五灵脂、陈皮、甘草各10克。

制作过程 将上述6味药共研成细末或煎熬成膏。

选取穴位 天枢穴、关元穴、中脘穴、足三里穴。

实施操作 将灵菖止泻膏趁热贴敷于天枢、关元、中脘、足三里等穴。

用法提示 晚贴晨取，7日为1个疗程。

❀ 中医讲堂·其他对症贴穴方

您如果觉得上述贴方有些复杂，可以根据自己的具体症状试试下面的贴方，简单又实用。

湿敷法苍萸散

材料准备 苍术15克，吴茱萸、丁香各5克，甘草10克。

制作过程 上药共研成细末，用米汤调制成泥糊状。

选取穴位 神阙穴（即脐中）。

实施操作 将药泥贴敷于脐中，即神阙穴。

❀ 取穴方法一点通

神阙穴： 位于脐窝正中，所以又名脐中，也就是我们常说的肚脐眼。

天枢穴： 位于中腹部，脐中旁开2寸。取穴时，采用仰卧位，肚脐左右三横指宽处，各有一穴。

关元穴： 位于下腹部，当脐中下3寸。取穴时，采用仰卧位，肚脐直下四横指（除拇指外其他四指并拢的宽度）处即是此穴。

中脘穴： 位于上腹部，前正中线上，当脐中上4寸。取穴时，采用仰卧位，胸骨下端和肚脐连线中点即为此穴。

足三里： 位于小腿前外侧，犊鼻穴下3寸，距胫骨前缘一横指（中指）。

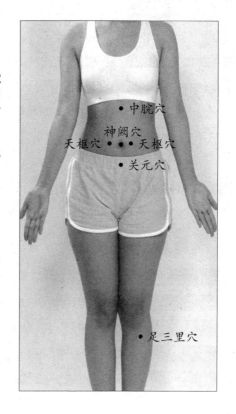

呕 吐

　　年初几位老同学聚餐，张姐有气无力地说："这次不去了，这几天饭局太多了，我都吃吐了，吐了好几天。"我说给她开点药吃吧，张姐不让，说正好排毒减肥。"偶尔拉肚子可当作排毒，连续呕吐可不行，时间长了会损伤脾胃，伤了元气，还是赶紧治吧！"张姐被我说动了，但不想吃药，担心吃了再吐，我就给她开了藿姜止吐贴穴方。

　　呕吐属于中医病证名，发病病机是胃失和降，胃气上逆。由于病位在胃，因此治疗以和胃降逆为原则，但须根据虚实不同情况分别处理。实证由感受外邪、食滞于内所致，发病急，病程短，治疗采用解表消食之法；虚证则由脾胃气阴亏虚所致，治疗采用健脾养胃、益气养阴之法。在穴位选择上，围绕胃脘为中心选择膻中、中脘、关元等穴位。

　　张姐的呕吐是由于春节饮食过多、过杂所致，属于饮食停滞型，我给她开的贴方以藿香为主药，可化湿醒脾，辟秽和中，再加上止吐的生姜和清凉的薄荷，在止吐的同时，食欲自来。

湿敷藿姜止吐膏

材料准备 藿香20克，生姜、薄荷各12克，大腹皮、枳实各6克。

制作过程 取上5味药共研成细末，用植物油调拌成膏状。

选取穴位 中脘穴、膻中穴、关元穴。

实施操作 趁湿贴敷于中脘穴、膻中穴、关元穴。

用法提示 每日换药1次，直至痊愈。

❀ 中医讲堂·其他对症贴穴方

　　吴茱萸有降逆止呕和助阳止泻的功效，无论治疗饮食停滞型还是肝气犯胃型呕吐，都有非常好的疗效。

饮食停滞型呕吐方：湿敷吴茱萸散

材料准备 吴茱萸适量。

制作过程 将吴茱萸碾成细末，备用。

选取穴位 神阙穴（即脐中）。

实施操作 取适量吴茱萸药末用醋调成泥糊状，填于神阙穴，盖以纱布，胶布固定。

用法提示 每日换药1次。

肝气犯胃型呕吐：热敷姜葱茱萸膏

材料准备 吴茱萸20克，葱1根，盐10克，生姜12克。

制作过程 以上材料共捣烂，入铁锅内炒热。

选取穴位 命门穴。

实施操作 趁热贴命门穴。

用法提示 每日换药1次。

❀ 取穴方法一点通

中脘穴：位于上腹部，前正中线上，当脐中上4寸。取穴时，采用仰卧位，胸骨下端和肚脐连线中点即为此穴。

膻中穴：位于胸部前正中线，即两乳头连线的中点。

关元穴：即丹田，位于下腹部，当脐中下3寸。取穴：从肚脐直下四横指处。

命门穴：位于腰部，当后正中线上，第2腰椎棘突下凹陷中，正对于脐中神阙穴。取穴时，正坐直腰，用两手中指按住脐心，左右平行移向背后，两指会合之处为命门穴。

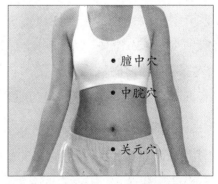

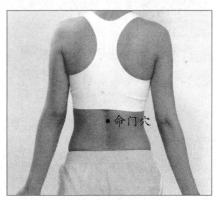

便 秘

范先生，男，45岁，便秘多年，一般4~5天排便一次，大便秘结难解。最近两年开始伴有肛裂、便血，排便时疼痛难忍。听朋友介绍，曾服用过麻仁丸，用药则便通，停药则如旧。担心发展为痔疮，特来找我就诊，希望能通过中医调理便秘。

便秘太常见了，但单单因便秘而来就诊的患者则不多，大家多是自己去药店买些通便药或通过饮食进行调节。一般情况下，我也建议便秘患者通过饮食、运动加以调节。但如果便秘伴有便血、腹痛、排黑便等异常情况，还是建议大家去医院做进一步检查和治疗，以排除其他病症。

就范先生来讲，多年便秘，经多方治疗和饮食调理效果均不佳，应该属于阴虚体质。阴虚体质者由于阴血津液亏少，加之肠胃的蠕动功能降低，最易发生便秘、口舌生疮等病症。因此，我给他开的方子以泻火消积、润燥通便的生大黄、芒硝和枳实为主，而且生大黄还有祛瘀止血的功效，非常适合阴虚便秘、偶尔便血的范先生使用。

湿敷法：芒硝大黄通便膏

材料准备 生大黄、芒硝、枳实各3克，冰片0.1克。

制作过程 前3味药共研成细末，加入冰片，然后用醋调成膏状，备用。

选取穴位 神阙穴（脐中）。

实施操作 趁湿贴敷于神阙穴。

用法提示 晚贴晨取，7日为1个疗程。

❈ 中医讲堂·其他对症贴穴方

历代中医对便秘的划分各不相同，我在临床上经常遇到的有热秘、寒秘等类型。用法均是晚贴晨取，每日换药1次。

热结便秘：皮硝皂角散

症状表现 大便干结，小便短赤，伴有口干口臭。

材料准备 皮硝9克，皂角末1.5克。

制作过程 皮硝用温水溶解，再加入皂角末，调和成泥糊状。

选取穴位 神阙穴（脐中）。

实施操作 贴敷于神阙穴，晚贴晨取，7日为1个疗程。

寒结便秘：干姜敷脐膏

症状表现 大便干结，腹痛，腹满拒按，手足不温，舌苔白腻。

材料准备 干姜15克，苦丁香、小茴香、白芷各9克，大蒜10克，胡椒3克。

制作过程 上药共研成细末，捣烂成饼。

选取穴位 神阙穴（脐中）。

实施操作 贴敷神阙穴，晚贴晨取，7日为1个疗程。

❀ 取穴方法一点通

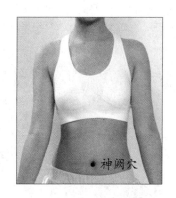

神阙穴：位于脐窝正中，所以又名脐中，也就是我们常说的肚脐眼。

中 暑

　　李女士，65岁，因为不习惯住楼房，又觉得空调声音太响，一直一个人住在只有老式吊扇的老房子。周末中午孙子说想吃奶奶做的糖包，李女士吃了中午饭就开始忙乎，希望赶在晚饭时给孙子送过去。因为当天气温太高，老式房子通风条件差，风扇的风力又低，不一会儿李女士就感到头晕眼花，出了很多汗，揉面团的手也越来越不听使唤，最后晕倒在地。刚巧邻居来串门，及时拨打120急救电话。

　　近两年北方的夏季气温越来越高，有时都到40℃了。人长期处于高温环境下劳作，很容易出现出汗、眩晕、心慌等症状，这就是中暑的表现。中医认为，中暑是指人长时间处于盛夏或高温环境中，暑热或暑湿秽浊之邪侵入脏腑，或热盛津伤，或暑闭气机，人体出现高热汗出或无汗、烦渴、头晕、心慌，甚至昏迷、抽搐等症状。

　　贴穴疗法治疗中暑最简单，就是清凉油填神阙穴和外敷太阳穴，这也是我给李女士的急救消暑膏。大概半个小时，李女士就清醒过来了。

冷敷法：清凉消暑膏

【材料准备】清凉油1盒。

【制作过程】（略）

【选取穴位】神阙穴、太阳穴。

【实施操作】将清凉油适量倒入患者肚脐孔中，用手指轻轻按之；再用清凉油涂于患者太阳穴，按揉之。

【用法提示】感到有中暑迹象就涂抹，根据症状轻重隔1~2小时后加涂。对轻症中暑非常有效。

❀ 中医讲堂·其他对症贴穴方

中暑也分轻重，轻者只是燥热、烦渴、头晕、身体乏力，如果发生意识不清、昏迷的重症中暑患者，可以用猪牙皂细辛粉。

轻症中暑：毛巾热敷法

材料准备 干净毛巾2块，热水1盆。

制作过程 将毛巾蘸热水，稍拧干，以不滴水为宜。

选取穴位 神阙穴。

实施操作 趁热将毛巾贴敷于患者的神阙穴及下腹部，冷则更换。

重症中暑：湿敷猪牙皂细辛粉

材料准备 猪牙皂、北细辛各9克。

制作过程 上2药共研成细末，备用。

选取穴位 神阙穴。

实施操作 取适量药末，用清水调和成泥糊状，贴敷于脐中神阙穴。如果患者昏迷，再取少许药末，直接吹入患者鼻孔内，待患者打喷嚏即可苏醒。

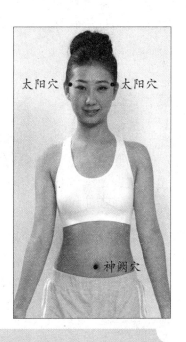

❀ 取穴方法一点通

神阙穴： 位于脐窝正中，所以又名脐中，也就是我们常说的肚脐眼。

太阳穴： 位于头部侧面。眉梢和外眼角中间向后一横指的凹陷处便是太阳穴。

中医讲堂·生活调养面面观

如果你必须在高温下工作，请提前做好防护措施，最好随身携带消暑解渴的绿豆水或糖盐水。注意煮绿豆水是锅开后煮5分钟就关火，这样的绿豆水才消暑解渴。如果时间长了，消暑功效降低，解毒功效增加。

颈椎病

一次，一位中年女士梗着脖子来我们科，说自己颈椎实在疼得要命，让老公给她按摩了一番。谁知道，越按摩越严重，现在脖子根本不能转动，还连带着全身都疼，头晕晕的，觉得整个人都不舒服。刚才拍了CT，说是颈椎第4~5节略有突起，CT室说疼得这么严重，应该是错误按摩导致的，推荐她来中医科好好治疗一下。

颈椎疼痛，连带着头晕、头疼，甚至上半身或全身酸痛，怎么办？很多人的第一反应就是按一按、揉一揉，但问题是：按摩者的手法正确吗？力道合适吗？例如上文的女士，颈椎的第4~5节已经突起，但他老公在按摩时茫无头绪，手法又重，超过患处韧带的正常接受强度，结果适得其反，疼痛更严重了。

我建议大家使用贴穴疗法来治疗颈椎病。看了CT片和问诊后，得知患者长期伏案工作，这次病发因睡觉着凉引起，因此我让她用中药纱包热敷大椎穴和疼痛处的阿是穴。治疗2次后，患者反映明显好转。

中药沙包热敷颈椎贴

材料准备 伸筋草、透骨草、红花、羌活、木瓜、姜黄、川椒、艾叶、细辛、防风、威灵仙各20克，干净细沙250克。

制作过程 上药混合放入纱布包中，缝好包口，将药包置于蒸笼上蒸约40分钟左右，取出备用。

选取穴位 大椎穴、阿是穴。

实施操作 药包晾温至皮肤可耐温度，热敷于颈后大椎穴与阿是穴。

用法提示 每晚睡前热敷，每次40~50分钟。药包冷却后可重新蒸热，热敷至症状明显改善。

❀ 中医讲堂·其他对症贴穴方

中医把颈椎病归为"痹证"范畴，治疗当以行气活血，调畅经络为法。

湿敷法：颈椎膏

材料准备 细辛、桂枝、白芷、秦艽、全蝎各25克，羌活、葛根、川芎各45克，蔓荆子30克，柴胡、防风、高良姜各20克，透骨草10克。

制作过程 上药共研成细末，装入干净的瓶中密封备用。

选取穴位 大椎穴、肩井穴。

实施操作 用时取药末适量，用米醋调和成泥糊状，贴敷于大椎穴及肩井穴。

湿敷法：颈椎突出酒调方

材料准备 急性子50克，川椒15克，白芷25克，三七、冰片各20克。

制作过程 上药共研成细末，然后与1000毫升80%的乙醇调制成泥糊状。

选取穴位 颈夹脊穴、阿是穴。

实施操作 用时直接将药糊贴敷于颈夹脊穴和疼痛明显的阿是穴。

❀ 取穴方法一点通

大椎穴：位于颈部下端，第7颈椎棘突下凹陷处。取穴时，让患者正坐低头，自己用手摸颈后最高的隆起，这是第7颈椎棘突，其下凹陷处即大椎穴。

颈夹脊：位于颈部后方。第1颈椎（颈椎最上端）至第7颈椎（大椎穴上方的最高隆起）两侧约半个拇指宽的地方，左右各有7穴。

肩井穴：在肩部，前直乳中，在大椎与肩峰端连线的中点处。

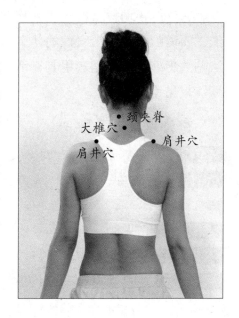

腰椎病

　　李女士，54岁，家庭主妇，患腰椎病多年。李女士说，自己腰疼是老毛病了，每天早晨起床或劳累之后，腰疼非常厉害，但是活动活动腰椎，或者用热水袋暖暖就有所减轻，因此也没当回事。最近十几天，李女士的腰疼加剧，尤其是站立或坐的时间长了还会连带到腿疼。在爱人的强烈建议下，李女士来到医院就诊。

　　中医把腰椎病归为腰痹、腰腿疼的范畴，认为此病是由于肝肾气血不足，外感风寒或外伤劳损所致。肾主骨生髓，肝藏血。如果肝肾亏虚，则骨弱髓减，气血失调，外邪侵入体内，造成经络阻塞。不通则痛，所以我们的肢体关节就会疼痛。

　　综上所述，气血失调、经络阻塞是腰椎病的根本原因，因此治疗当以疏通气血、调畅气机为主。李女士作为家庭主妇，家务繁重是其腰椎病的主要诱因，再加上女性的体质偏于阴寒，因此受凉痛甚。我让她用热敷法贴敷患处，药材则选用具有活血化瘀、祛风散寒功效的草乌、生姜为主药，效果良好。

热敷腰疼草乌散

材料准备 草乌12克，食盐10克，生姜6克。

制作过程 草乌、生姜同捣烂，和食盐和匀；加酒适量，下锅炒热成糊状。

选取穴位 阿是穴。

实施操作 将药糊用布条包好，贴敷于腰疼处。

用法提示 晚贴晨取，每日1次。

❀ 中医讲堂·其他对症贴穴方

从中医角度来讲，腰椎病属于骨痹，肝肾亏虚是此病之本，风湿寒邪为此病之标。在此基础上，中医多采用针对不同病机的补肾健骨、温阳散寒的贴穴疗法。

腰椎间盘突出：湿敷胡索芥子膏

症状表现 腰部疼痛，伴有一侧下肢或双下肢麻木、疼痛等症状。以腰4~5、腰5~骶1发病率最高，约占95%。

材料准备 白芥子、延胡索各30克，川芎、细辛各15克，丁香、肉桂各5克。

制作过程 上药共研成细末，用陈醋调和成膏状。

选取穴位 命门穴、肾俞穴、阿是穴。

实施操作 将药膏摊贴于4厘米×5厘米的塑料薄膜上，然后贴敷在命门穴、肾俞穴和腰疼处的阿是穴。

用法提示 每次贴药2~4小时。1周贴1次，2次为1疗程。

腰肌劳损：五黄一香散

症状表现 腰肌劳损又名功能性腰痛，主要是腰或腰骶部胀痛、酸痛，反复发作，疼痛可随气候变化或劳累程度而变化，如日间劳累加重，休息后可减轻。

材料准备 黄连、黄芩、黄柏、大黄各10克，黄丹3克，乳香12克。

制作过程 上药共研成细末。

选取穴位 命门穴、委中穴。

实施操作 用时取药末适量，调拌香油，外敷于命门穴、委中穴。

用法提示 每日换药1次。

风寒腰痛：热敷川芥细辛散

症状表现 腰部冰凉，伴有沉重感，遇到天气变化症状加重。卧床休息不能使症状减轻，但腰部热敷后会感到舒适。

材料准备 川芎60克，白芥子12克，细辛、白芷各9克。

制作过程 上药共研成细末，装入干净的瓶中密封备用。

选取穴位 命门穴、肾俞穴（双）。

实施操作 用时取药末适量，用白酒或生姜汁调和成泥糊状，敷于命门穴和双侧的肾俞穴，盖以纱布，胶布固定，再用热水袋热敷。

用法提示 每次贴5个小时，热敷30分钟，7天为1疗程。

肾气亏虚型腰痛：湿敷补肾壮腰饼

材料准备 延胡索、肉桂各12克，杜仲、牛膝各10克，羌活、桂枝各8克，樟脑3克。

制作过程 上药共研成细末，白酒调制成饼剂。

选取穴位 命门穴、腰眼穴。

实施操作 趁湿贴敷于命门穴和腰眼穴。

用法提示 晚贴晨取，每日1次。

肾气亏虚型腰痛：热敷温肾包

材料准备 肉桂、葱白各30克，吴茱萸90克，生姜120克，花椒60克。

制作过程 上药共炒热，以布包裹，备用。

选取穴位 神阙穴、命门穴。

实施操作 趁热贴敷于脐部神阙穴和腰部命门穴。

用法提示 每日1次，每次热敷1小时，冷则再炒热。

❀ 取穴方法一点通

命门穴：位于背部，第2腰椎棘突下凹陷中。此穴正对脐中。

肾俞穴：位于第2腰椎棘突下，旁开1.5寸。

腰眼穴：位于人体背部，第4腰椎棘突下，旁开3.5寸凹陷处。

委中穴：位于人体的腘横纹中点，也就是说委中穴位于人体腿窝（与膝盖相对）的正中。

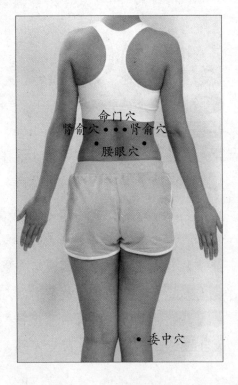

命门穴
肾俞穴•••肾俞穴
•
腰眼穴

•委中穴

肩周炎

　　李女士，51岁，右肩疼了好几年，尤其是到了冬天，稍微干点重活或者着凉了，疼痛就会加剧，右侧的整个胳膊都抬不起来，穿脱上衣都是一件很痛苦的事情。晚上睡觉时，李女士也只能采用左卧位，只要稍微不注意压迫到右肩，那基本上就甭想再睡了。曾用过伤痛膏药和按摩理疗，但治标不治本，随后又复发，很是痛苦。

　　细心的读者可能会发现，我在第一章提到过这个病症。没错，这就是肩周炎，是一种以肩关节疼痛和活动受限为主要症状的关节疾病，俗称五十肩。就是说，本病的好发年龄在50岁左右，多见于从事家务劳动过多的女性。

　　中医认为肩周炎属于痹证范畴，也就是说肩周炎是因风、寒、湿、热等外邪侵入肩关节，闭阻经络，导致肩膀部位气血不畅，而引起的肩关节疼痛、屈伸不利等表现。因此在治疗上，以活血行气、通络止痛为主。李女士的肩周炎明显和天气寒冷有关，因此除了选择对症药材外，还需用热敷法。下面是我为李女士推荐的穴位敷贴方。

热敷法：酒调肩周散

材料准备 生半夏、生南星、白芷、生川乌、生草乌、细辛、红花、没药、乳香、生葱、生姜、白酒各适量。

制作过程 上药前9味共研成细末，再加生葱、生姜捣烂，兑入适量白酒，入锅内烧热。

选取穴位 阿是穴。

实施操作 趁热调敷于患者肩膀的阿是穴。

用法提示 隔日换药1次。

❀ 中医讲堂·其他对症贴穴方

湿敷止痛膏

材料准备 络石藤1000克，桑寄生200克，全蝎、土鳖虫、独活、肉桂、黑附子各20克，干姜15克，冰片6克。

制作过程 上药除络石藤、冰片外，其余诸药混合略炒，后加入冰片，粉碎，过筛取末，再将络石藤加水煎2次取汁，去渣。合并2次煎液浓熬，取出药液加入诸药末，调和成膏状。

选取穴位 肩髃穴、曲池穴、天宗穴。

实施操作 取药膏适量，分别贴敷于上述穴位，盖以纱布，用胶布固定。

用法提示 每日换药1次。

十八热敷方

材料准备 松节120克，鸡血藤、络石藤各60克，桂枝、桑枝、羌活、片姜黄、透骨草、寻骨风、路路通、海桐皮、伸筋草、鹿衔草、川乌、草乌各30克，川椒、川芎、细辛各15克。

制作过程 上药共研成细末，分装入几个棉布袋中，封口备用。

选取穴位 阿是穴。

实施操作 用时将药袋放入笼内蒸热，先取出1个药袋，在患肩上来回热熨。待药袋冷却后再换1袋热药包，继续熨贴。

用法提示 每日2~3次，每次40~50分钟，10天为1疗程，连用1~3个疗程。

防风独活化瘀散

材料准备 防风、威灵仙、羌活、独活、乳香、没药、木瓜、吴茱萸各20克，川乌、草乌、细辛、紫苏叶各15克。

制作过程 上药研成细末，装入干净的瓶中密封备用。

选取部位 患处，即疼痛处。

实施操作 用时取药末适量，用陈醋调和成膏状，装入棉布袋中，敷贴并固定于患处。并随着疼痛部位的转移而移动药袋。

用法提示 每日换药1次，10天为1疗程。每次敷药后用热水袋在药袋上热敷30分钟，疗效更佳。

外敷麻药方

材料准备　生川乌、生草乌各20克，生半夏、生南星、荜茇各15克，蟾酥、细辛各12克，胡椒30克，55%乙醇500毫升。

制作过程　将诸药用乙醇密封浸泡，1周后可使用，浸泡时间长则更好。

选取穴位　阿是穴。

实施操作　将3或4层的洁净纱布（纱布大小视受累关节或疼痛部位面积而定）放入药酒中浸透，稍拧至无滴液为度。将纱布平铺于病患处，再用电热扇或100~200W的白炽灯（有条件可用红外线灯）照射至纱布干燥。

用法提示　每日1~2次，连用7天为1疗程。

❀ 取穴方法一点通

阿是穴：即疼痛部位，压痛点。

肩髃穴：位于肩峰前下方，肩峰与肱骨大结节之间的凹陷处。取穴时，将上臂外展平举，肩关节部即可呈现出两个凹窝，前面一个凹窝中即为此穴。或者垂肩，锁骨肩峰端前缘直下约2寸（食指、中指、无名指三指并拢的宽度）的骨缝之间。

天宗穴：位于肩胛区，肩胛冈中点与胛骨下角连线上1/3与下2/3交点凹陷中。

曲池穴：位于肘横纹外侧端。取穴时，采用正坐位，屈肘，肘的横纹尽处，即肱骨外上髁内缘凹陷处。

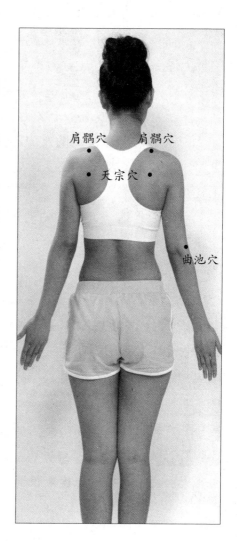

鼻窦炎

贺某，女，18岁，高二学生。主诉鼻流脓涕，头痛，严重影响学习和生活。学校有跑晨操的习惯，她每次跑完就鼻子闷得难受，整个头部都嗡嗡地疼，尤其是前额和上半个脑袋，痛得严重时恨不得把上半个脑袋切掉。上课时，鼻子不通气，浓涕很多，时不时需要擤一下。

经问诊和检查，贺某的病症被确诊为鼻窦炎。鼻窦炎多见于学生，主诉上课头疼加剧、注意力不集中。这是因为上课时需要集中注意力，但集中注意力的同时，浓涕、炎症也会跟随意念集中至同一个方向，因此就会头疼。为了分散头疼，自然注意力不集中。

中医认为，鼻窦炎的发生是因为肺脏功能失调而导致的分泌物堵塞鼻窦、流脓涕，因此在治疗上，除了通窍止痛，还需调理肺脏，恢复体内正气。

对于改善这一问题，贴穴有着较好的作用，可选择相关穴位，使用扶正理气鼻通散。用白芥子、辛夷等刺激性药材可以刺激鼻腔，快速通窍。穴位则选择天突穴、大椎穴和肺俞穴，是根据循经取穴原则，扶正理气，宣肺通窍。

湿敷法：扶正理气鼻通散

材料准备 白芥子、甘遂、辛夷、延胡索、白芷各10克。

制作过程 上药共研成细末，备用。

选取穴位 天突穴、大椎穴、肺俞穴。

实施操作 用时取适量药末，用生姜汁调和成糊状，贴敷于上述穴位。

用法提示 晚贴晨取，每天1次，10天为1疗程，2个疗程后症状会明显改善。贴敷之前如果对上述穴位加以拔罐或按摩，效果更好。

❀ 中医讲堂·其他对症贴穴方

湿敷塞鼻方

材料准备 苍耳子、辛夷花各6克，葱白15克。

制作过程 先将前2味药加水180毫升，煎至60毫升，再将葱白汁兑入，备用。

选取穴位 患侧鼻孔。

实施操作 用消毒药棉蘸上药汁，塞入患侧鼻孔。若双侧都有炎症，则轮换塞药。

用法提示 每2小时换药1次，每日1~2次，直至痊愈。

苍耳散

材料准备 苍耳子、辛夷花各15克，白芷10克，薄荷叶3克，细辛5克，冰片1克。

制作过程 上药共研成细末，过滤后装入干净的瓶中密封备用。

选取穴位 患侧鼻孔。

实施操作 用消毒药棉薄裹少许药末，塞入患侧鼻孔。若双侧都有炎症，则轮换塞药。

用法提示 每日1~2次，10天为1疗程。间隔3~5天再进行下1个疗程，直至痊愈。

❀ 取穴方法一点通

天突穴：位于颈部，当前正中线上，胸骨上窝中央。

大椎穴：位于颈部下端，第7颈椎棘突下凹陷处。

肺俞穴：位于第3胸椎棘突下旁开1.5寸处。

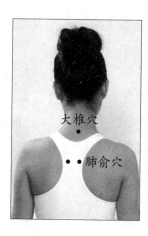
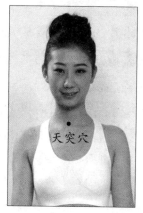

过敏性鼻炎

陈某，男，15岁，初二学生。自诉患鼻炎多年，发作时鼻痒难忍，常打喷嚏、流清鼻涕，嗅觉严重失灵，香臭不闻，伴随头疼，前额部重。曾进行过穿刺、药物滴鼻、脱敏等西医治疗，但效果不明显。初二学习任务加重，但鼻炎频发，严重时几乎每节课下课就要用滴鼻净，否则鼻子就不通气，非常难受，为此特来找我中医调理。

过敏性鼻炎，是机体对某种过敏原敏感性增高而导致的一种鼻炎，其主要症状是打喷嚏、鼻塞不通，具有季节性、反复发作的特点。中医认为，过敏性鼻炎的发病内因多为脏腑功能失调，外因多为风寒、之邪侵袭鼻窍而成。因此在治疗上当开通鼻窍、祛除外邪。我给陈某开具的是最通用的通窍鼻炎膏。方中辛夷、苍耳子散寒通鼻窍，白芥子、熟附子、生姜等利气助阳。选择热敷风门、肺俞二穴，是根据中医"寒者温之"的施治原理，从根本上改善过敏性鼻炎。

热敷法：通窍鼻炎膏

材料准备 辛夷40克，苍耳子50克，白芥子、熟附子各30克，细辛15克，冰片20克，生姜50克。

制作过程 上药共研成细末，装入干净的瓶中密封备用。

选取穴位 风门穴、肺俞穴、百会穴、囟会穴。

实施操作 用时取上药50克，加生姜汁调和成膏状加热，贴敷于上述穴位。

用法提示 根据病情轻重程度，每日热敷2~12个小时，每日或隔日1次，7次为1疗程。贴药后最好用热水袋热敷或电吹风热吹膏药10分钟再贴敷，效果更好。

❀ 中医讲堂·其他对症贴穴方

如果过敏性鼻炎与感冒、天气变凉无关，下面的克敏灵可能更适合你。

湿敷法：克敏灵

材料准备 白芥子20克，延胡索、甘遂、丁香、白芷、细辛各10克。

制作过程 上药共研成细末，过滤后装入干净的瓶中密封备用。

选取穴位 肺俞、膏肓、肾俞、膻中、大椎。

实施操作 用时取药末适量，用新鲜生姜汁调和成泥糊状，贴敷于上述穴位，外用医用纱布和胶布固定。

用法提示 每次贴敷3小时，隔日贴1次，3次为1疗程。

❀ 取穴方法一点通

大椎穴：位于颈部下端，第7颈椎棘突下凹陷处。

风门穴：先找到后颈部最高骨性突起——第7颈椎，再向下数至第2胸椎棘突下方，其旁2横指（患者自己食指、中指并拢的宽度）的地方就是风门穴，左右各有一穴。

肺俞穴：位于第3胸椎棘突下旁开1.5寸处。

膏肓穴：位于背部，当第4胸椎棘突下，旁开3寸。

肾俞穴：位于第2腰椎棘突下，旁开1.5寸。

膻中穴：位于胸部前正中线，两乳头连线的中点。

百会穴：位于后发际正中7寸，当两耳尖直上头顶正中。

囟会穴：位于头部，当前发际正中直上2寸（百会前3寸）。

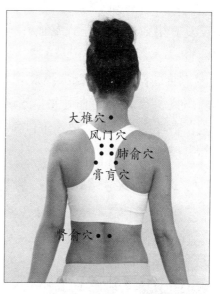

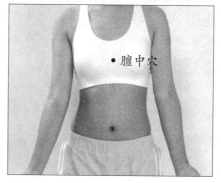

鼻出血

小郭，男，29岁，最近一段时间，左侧鼻孔经常不明原因地出血，同时伴有大便干燥、口臭、烦渴等症状。小郭以为是上火了，就吃了几天三黄片，但鼻出血症状并未得以缓解。难道是白血病？小郭非常紧张害怕，赶紧来医院就诊。

电视剧中表演白血病患者，总有流鼻血的桥段，大家就很容易把流鼻血和白血病画上等号，其实大可不必。偶尔的鼻出血并无大碍，但如果反复鼻出血可能会导致贫血，或是某种病症的前期征兆，需要去正规医院检查。

通过问诊和检查，我发现小郭并无大碍，只是长期饮酒嗜辣导致胃热炽盛所致。建议他用大蒜泥贴敷足心涌泉穴。涌泉穴是足少阴肾经的首穴，被比喻作水的源头。因此，涌泉穴在人体养生、保健、治病等方面具有显著作用。

止鼻血经典贴敷法：大蒜敷涌泉

材料准备 大蒜（最好是独头蒜）适量。

制作过程 大蒜去皮，捣烂如泥，备用。

选取穴位 涌泉穴。

实施操作 用时将蒜泥加入适量凉开水调和成膏糊状，做成铜钱大小、0.3厘米厚的药饼。左鼻孔出血贴右足心涌泉穴，右鼻孔出血贴左足心涌泉穴，两鼻孔都出血，两足心涌泉穴都贴。外用医用纱布和胶布固定。

用法提示 每次敷1小时左右，每日1次。

❀ 中医讲堂·其他对症贴穴方

鼻出血一般由胃热、肺热或肝火所引起，因此在治疗上以清热凉血为主。

肝火型鼻出血

症状表现 鼻出血，眼白发红或起红血丝，伴有口干、头晕、性情急躁等症状。

材料准备 大蒜5瓣，生地黄15克，韭菜根适量。

制作过程 前2味药捣烂成泥，韭菜根洗净，切碎捣汁。

选取穴位 涌泉穴。

实施操作 用时将蒜黄泥、韭菜根汁混合，加入适量凉开水调和成膏糊状，做成铜钱大小、0.3厘米厚的药饼。左鼻孔出血贴右足心涌泉穴，右鼻孔出血贴左足心涌泉穴，两鼻孔都出血，两足心涌泉穴都贴。

肺热型鼻出血

症状表现 鼻孔干燥、灼热，鼻出血量多而不止，伴有干咳、出汗、面部油腻等症状。

材料准备 黄柏、牡丹皮、郁金、山栀子各15克，大蒜泥适量。

制作过程 上药前4味共研成细末，与大蒜泥拌匀调和成泥糊状，分为3份备用。

选取穴位 涌泉穴、神阙穴、迎香穴。

实施操作 用时取药糊，分别贴敷于双足的涌泉穴和神阙穴、迎香穴。

❁ 取穴方法一点通

涌泉穴：位于人体的足底部。将脚趾自然向下蜷曲，足前部凹陷处便是该穴。

神阙穴：位于脐窝正中，又名脐中，也就是我们常说的肚脐眼。

迎香穴：在面部，鼻翼的外缘中点旁，鼻唇沟中。端坐，手指从鼻翼沿鼻唇沟向上推，在鼻唇沟中点处。

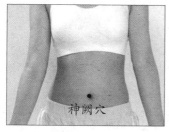

神阙穴

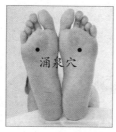

涌泉穴

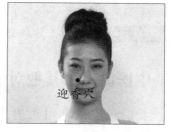

迎香穴

慢性咽炎

陈老师，女，34岁，老师。患慢性咽炎3年。总是觉得咽喉部有什么异物哽着，干，痒，讲课时间长了，咽喉部就疼痛难忍，干咳不停，有时还会咳出少许血丝。咽炎发作时，吃一些清热败火的药，注意休息，过段时间就会好了，但只要某学期课程较多，或者稍微受凉，咽喉就非常不舒服。

在慢性咽炎易感人群中，教师绝对是排名前三的。他们过度使用声带，或者急性咽炎反复发作而没有得到有效治疗，就容易发展为慢性咽炎，症状一般表现为咽部潮红不适，呈慢性充血，好像常有痰而不易咳出，吞咽欠佳等。

中医认为，慢性咽炎属于音哑范畴，多为肺胃阴虚所致。由于咽部炎症迁延，热毒蕴结体内，耗伤津血，阴阳失调，导致虚火上炎、熏蒸咽喉而发。在穴位选择上，根据中医就近原则选择人迎穴宣发肺气，并取涌泉穴来补肾水之不足。中医有一个经典的治咽炎方，下面介绍给大家。

湿敷法：连萸膏

材料准备 吴茱萸、黄连各15克。

制作过程 上药共研成细末，备用。

选取穴位 涌泉穴。

实施操作 用时取药末适量，用米醋调和成药膏状，贴敷于双足心的涌泉穴，外用医用纱布和胶布固定。

用法提示 晚贴晨取，每日换药1次。

✿ 中医讲堂·其他对症贴穴方

我们也可以利用身边常见的材料，达到治病的目的。下面就给大家介绍两个这样的贴敷方。

泥敷法：牛黄咽炎散

材料准备 牛黄解毒片数片，75%的酒精适量。

制作过程 将牛黄解毒片压碎，碾成细末，用适量75%的酒精调和成泥糊状。

选取穴位 人迎穴。

实施操作 将药糊贴敷于喉结旁一侧的人迎穴上，12小时后敷另外一侧的人迎穴。

热敷法：茱萸附子膏

材料准备 吴茱萸30克，生附子6克，面粉、米醋各适量。

制作过程 上述前2味药共研成细末，用少量面粉混匀，再用米醋将其调和成药膏状，做成2个药饼。

选取穴位 涌泉穴。

实施操作 用时将药饼蒸热，趁热贴敷于双足心的涌泉穴。

❀ 取穴方法一点通

涌泉穴： 位于人体的足底部。取穴时，将脚趾自然向下蜷曲，足前部凹陷处便是该穴。

人迎穴： 位于颈部喉结旁，颈总动脉搏动处。取穴时，采用正坐或仰靠的姿势，人迎穴位于前颈部喉结外侧大约3厘米处。

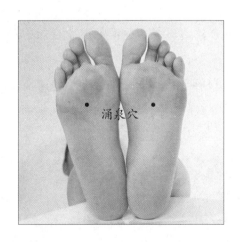
涌泉穴

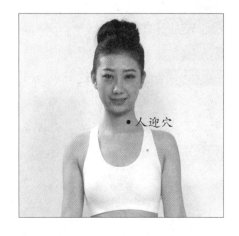
人迎穴

口疮（口腔溃疡）

张女士，29岁，软件测试工程师。自述几乎每个月都患1~2次口腔溃疡，别说吃东西了，就是说话都会摩擦到溃疡面，疼痛难受。吃过华素片，贴过意可贴，喷过冰硼散，但只解一时之痛，溃疡仍然顽固存在，且反复发作。

口疮，又称为口腔溃疡，是以口腔内部或周围局部出现小溃疡、灼热疼痛为特征的口腔黏膜病，多见于从事电脑类工作、频繁熬夜的中青年白领阶层。口疮不算大病，但反复发作，影响饮食、生活、工作等，是一种令人头痛的疾病。

中医认为，此病虽发生在口，但与心、肝、脾、胃、大肠等诸脏腑病变皆有关联。首先，心脾积热，循经上炎，则口舌生疮；其次，心肾阴虚而生内热，内热向上熏灼于口而致口疮，向下循大肠、直肠，也就是说，口疮患者多是便秘患者。对于口疮，我多采用"热因热用"的反治原则，也就是用细辛、吴茱萸等温热之药治疗此病。

冷敷法：茱萸细辛膏

【材料准备】吴茱萸10克，细辛5克。

【制作过程】上二药分别研成细末，再混合均匀，装入干净的瓶中密封备用。

【选取穴位】涌泉穴、神阙穴。

【实施操作】用时先取适量吴茱萸末，用醋调和成糊状，贴敷于双足心的涌泉穴，外用医用纱布和胶布固定；再取适量细辛末，用醋调和成糊状，填于神阙穴，用棉球覆盖，外用胶布固定。

【用法提示】晚贴晨取，每日1次，直至痊愈。

❀ 中医讲堂·其他对症贴穴方

心火型口疮

症状表现 溃疡以舌为主，心烦意乱，不得安眠，尿短赤。

材料准备 黄连、干姜各适量。

制作过程 上二药共研成细末，混合备用。

选取穴位 神阙穴。

实施操作 将药末填于神阙穴，外用纱布和胶布固定。

胃热型口疮

症状表现 溃疡以口唇部为主，烦渴善饥，口气重，舌苔黄腻。

材料准备 大黄、硝石、白矾各等份，面粉、米醋各适量。

制作过程 前3味药共研成细末，加入少量的面粉和适量米醋，调和成膏状。

选取穴位 神阙穴、涌泉穴。

实施操作 外敷于上述二穴。

虚火型口疮

症状表现 溃疡反复发作，旧溃疡未消，又添新溃疡。

材料准备 黄柏、青黛各15克，桂心30克。

制作过程 上3味药共研成细末，混合备用。

选取穴位 神阙穴。

实施操作 用清水调和成泥糊状，填于神阙穴。

❀ 取穴方法一点通

　　涌泉穴：位于人体的足底部。取穴时，将脚趾自然向下蜷曲，足前部凹陷处便于该穴。

　　神阙穴：位于脐窝正中，又名脐中，也就是我们常说的肚脐眼。

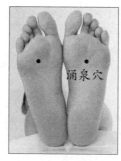
涌泉穴

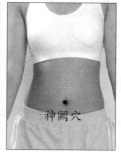
神阙穴

牙疼

邹女士，25岁。前段时间因朋友新开了一家火锅店，姐妹们小聚就去那里捧场。一连去了好几次，邹女士开始牙疼。去药店拿了牙疼药，也试了用痛牙咬茶叶、花椒末等，但都没用。昨天晚上牙疼剧烈，一晚上没睡，疼得直哭。早晨起来，发现左侧脸也肿了起来，赶紧来医院就诊。

牙疼不是病，疼起来真要命。这句话只有身临其境，你才能体会到真正的含义。牙疼是因各种原因引起的牙齿疼痛，为口腔疾患中常见的症状之一，可见于龋齿、牙髓炎、牙外伤、牙本质过敏等。

中医称牙疼为齿痛、牙痛、牙痛，其治疗不局限于口腔部位，更强调其与脏腑、经络的关系，认为牙痛和肾、胃、大肠等脏腑功能失调皆有关系。因肾主骨，而"齿为骨之余"；足阳明胃经入上齿；手阳明大肠经之脉入下齿。因此，在腧穴选择上，除了阿是穴，手阳明大肠经上的阳溪穴也会被用到。而对这些穴位进行贴敷，则能有效缓解牙痛不适，而牙痛散则是最佳贴方。

牙痛散

材料准备 五倍子、冰片各少许，有虫牙者加槟榔。

制作过程 上药共研成细末，装入干净的瓶中密封备用。

选取穴位 阿是穴。

实施操作 先用清水漱口，拭净患牙；用棉球裹药末如蚕豆大，将其置于患牙上，上下牙咬紧。

用法提示 根据症状，每日数次，直至牙疼彻底消失。一般敷药后10分钟即可见效。

✿ 中医讲堂·其他对症贴穴方

根据病因不同，中医将牙痛分为风火牙痛和胃火牙痛两类。

风火型牙痛

症状表现 牙痛发作急骤，疼痛剧烈，牙龈红肿，腮颊肿胀，喜凉恶热，舌体红而苔薄黄，脉搏比平时快而有力。

材料准备 细辛、生大黄各6克，荜茇3克，生石膏9克。

制作过程 上药共研成细末，备用。

选取穴位 神阙穴。

实施操作 用时用清水将药末调和成泥糊状，填于神阙穴，外用棉球覆盖，胶布固定。

用法提示 每日换药1次。

胃火型牙痛

症状表现 胃火炽盛，又嗜食辛辣，引动胃火循经上蒸牙床，牙疼剧烈且有松动浮起感，常伴有口臭、大便秘结等症状。

材料准备 独头蒜1枚，轻粉3克。

制作过程 上二药捣烂成泥膏状，备用。

选取穴位 阳溪穴。

实施操作 将药膏涂于双手的阳溪穴，外用纱布和胶布固定。

用法提示 晚贴晨取，一般一宿即可见效。

✿ 取穴方法一点通

阿是穴： 即疼痛部位，压痛点。

神阙穴： 位于脐窝正中，所以又名脐中，也就是我们常说的肚脐眼。

阳溪穴： 位于腕背桡侧，拇指向上跷起时，当拇短伸肌腱与拇长伸肌健之间的凹陷中。

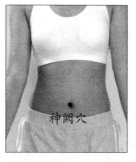

神阙穴

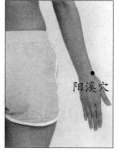

阳溪穴

口 臭

　　周女士，28岁，公司文员。有严重口气，刷牙后稍好，平时也会嚼口香糖，但还是无法掩盖严重的口臭。从网上了解到有口臭的人是因为舌苔太厚，周女士每次刷牙就会很仔细地刷舌苔，但毫无效果，好像臭味从体内通过嗓子眼散发出来的。这让周女士非常烦恼，平时都不敢和别人太多交流，所以想找中医看看有什么办法。

　　很多口臭患者采用嚼口香糖、口腔喷雾等抑制口臭，这并不科学。

　　这些方法不仅持续时间不长，还对我们的健康有隐患。它们会让我们的口腔变得干燥，无法有效抵挡外邪侵入，轻则助长细菌滋生，导致口臭加重；重则导致咽喉、口腔甚至脏腑发生病变，可谓得不偿失。

　　中医认为，口臭的发生多与患者本人内脏有火相关，比如胃火灼盛、肺胃郁热、大肠实热、食滞生热等因素，其中以胃火炽盛者最为常见。周女士口臭烦渴，身热欲饮，牙龈红肿，为典型的胃火炽盛，因此我建议她采用薄荷脑贴神阙穴，操作最为简便，效果也非常好。

敷脐法：薄荷脑填脐防口臭

材料准备 薄荷脑适量。

制作过程 将薄荷脑碾成细末，备用。

选取穴位 神阙穴。

实施操作 用时取药末适量，用凉开水将其调和成泥膏状，填于神阙穴，外用纱布覆盖，胶布固定。

用法提示 每3天换药1次，连用药2~3次。

❀ 中医讲堂·其他对症贴穴方

　　中医将口臭分为胃火型、脾胃虚型、肺热型3种类型。胃火型上文已经提到，下面了解脾胃虚型和肺热型两种口臭的贴方。

脾胃虚型

症状表现 消化不良，胃脘胀满，口内出气微臭，大便溏薄。

材料准备 生白术、厚朴、陈皮各10克。

制作过程 上3味药共研成细末，装入干净的瓶中密封备用。

选取穴位 神阙穴（即脐中）、脾俞穴、足三里穴。

实施操作 用时取药末适量，用米醋调和成泥糊状，然后贴敷于以上穴位。

肺热型

症状表现 呼气腥臭，咽喉疼痛，口干欲饮，舌红苔黄。

材料准备 天花粉、石膏各10克。

制作过程 上2味药共研成细末，备用。

选取穴位 神阙穴（即脐中）、天府穴、肺俞穴。

实施操作 将药末敷于上述穴位，外盖纱布，用胶布固定。

❀ 取穴方法一点通

神阙穴： 位于脐窝正中，所以又名脐中，也就是我们常说的肚脐眼。

脾俞穴： 位于背部第11胸椎棘突下，旁开1.5寸。

肺俞穴： 位于背部第3胸椎棘突下，旁开1.5寸。

足三里穴： 位于小腿前外侧，犊鼻穴下3寸，距胫骨前缘1横指。

天府穴： 位于人体的上臂内侧面，肱二头肌桡侧缘，腋前纹头3寸处。

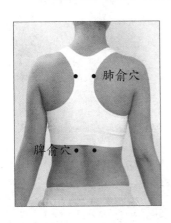
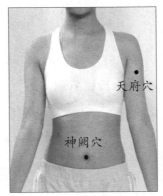
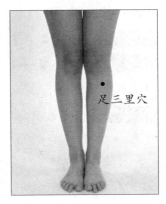

鸡 眼

　　王阿姨，56岁。10年前下岗后，王阿姨就开始在小区门口卖早餐，来支撑家庭的日常开支。每天一站就是4个多小时。时间长了，王阿姨开始脚掌疼，洗脚时发现大脚指下方的皮被磨成了圆形的角质增生。孝顺的女儿给妈妈买了带按摩功能的足浴盆，每晚泡一泡会好些。但是，最近几天王阿姨脚疼得厉害，脚掌不能用力，一站就疼。女儿说应该是鸡眼，带她来医院就诊。

　　鸡眼，中医称为肉刺，是由于脚部的局部皮肤因长期受到挤压摩擦而造成的角质层增生。因为增生区域的皮肤形如圆锥体嵌入皮肉内，顶部硬结，形似鸡眼而名。其症状是走路挤压疼痛，或者按压疼痛。

　　中医认为，鸡眼的形成是由于足部受到长期挤压、摩擦所致，因而造成患处气血瘀滞，经络不通，不通则痛。在治疗上，宜消瘀化结。以下贴方对治疗鸡眼很有帮助，有此问题者不妨一试。

泥敷法：鸦胆祛鸡眼

材料准备 鸦胆子100克，水杨梅400克，70%酒精300毫升。

制作过程 将鸦胆子去外皮，研成细末，与水杨梅研匀，再加入酒精调拌成泥糊状。

选取穴位 阿是穴（患处）。

实施操作 取胶布一块，中间剪1小孔如鸡眼大小，贴于患部，露出鸡眼部位，涂上药糊，盖以纱布，再用胶布固定。

用法提示 5~7天后揭去敷药即可。鸦胆子具有腐蚀性，注意不要涂到皮肤上。

麦粒肿（针眼）

　　王小姐，26岁，化妆品微商。由于职业原因，王小姐经常会接触不同品牌的化妆品，她作为代理商也经常可以拿到免费的试用品。王小姐曾自豪地说，她几乎用遍了国内最火的各类化妆品，而且都是免费的。然而好景不长，前几天开始，王小姐就觉得眼睛肿痛，眼睑下面有个地方摸上去好像有一个硬硬的小包，按压还会痛。来医院检查后，确诊为麦粒肿。

　　麦粒肿，也就是我们通常所说的"针眼"，是眼睑皮脂腺感染引发的炎症。感染初期，眼睑部痛痒，睫毛根部皮肤红肿，有形如麦粒的小硬结，眼睛水肿；继而疼痛加剧，拒按。

　　此病多由于不注意眼部卫生，比如频繁更换化妆品，长期不卸妆等。外因则是风邪外袭、热毒上攻。因此，在治疗上宜疏风清热，泻火解毒。可取野菊花、蒲公英、地丁草制成敷贴方进行治疗。

热敷法：菊花清热解毒散

材料准备 野菊花20克，蒲公英、地丁草各30克。

制作过程 上3味药用水煎2次，取汁，备用。

选取部位 患处。

实施操作 趁热先熏患眼，待温用毛巾浸透，热敷于患处阿是穴。

用法提示 每日2~3次。

中医讲堂·生活调养面面观

　　洗眼护眼法：在脸盆中倒入温水，把脸放入水中，睁开双眼，使眼球上下左右各移动9次，再顺时针、逆时针方向各旋转9次。

湿 疹

王某，女，14岁，初一学生。揭开长袖，王某露出满是湿疹的胳膊。她说因为老校区教室紧张，新学校刚刚涂上漆料没有晾晒，就让初一的学生搬进来了。不少老师和学生都或多或少干咳、头晕，她却是双腿、双臂出现严重湿疹。现在是春天还好，再过段时间进入夏天，怎么穿短袖T恤和裙子呢？

湿疹是一种由内外因引起的皮肤炎症，具有瘙痒、多形性、对称性、易反复发作等特点。正如上述案例所示，由于天气闷热，或所处居室、办公或学习环境潮湿所导致的湿疹占大多数。

中医把湿疹归为湿毒、浸淫疮的范畴，认为风、湿、热三邪所侵而致。简单来讲，外感风邪，或内生湿热，是湿疹发作的根本病因。因此在治疗上，宜采用温阳健脾、化湿止痒之法。我一般推荐用芒硝湿敷法，一般湿敷2~3天后灼热的痒感即消除，7~10天结痂慢慢脱落，尚未发现副作用。

湿敷法：芒硝外敷方

材料准备 芒硝150~300克。

制作过程 用适量凉开水把芒硝融化，备用。

选取部位 患处。

实施操作 用时把干净毛巾投入药液中浸透，然后湿敷患处。

用法提示 每日3~4次，每次敷30~60分钟。

❀ 中医讲堂·其他对症贴穴方

中医临床发现，血虚风燥是湿疹的病理机制之一，因此治疗也多采用活血祛燥的药材。下面推荐几个不同的湿疹贴敷方，大家可以根据药材取得的方便程度来选择。

干敷法：蒲黄粉

材料准备 生蒲黄100克。

制作过程 将生蒲黄研成细末，备用。

选取穴位 阿是穴。

实施操作 用涂抹法涂于湿疹部位。

湿敷法：湿疹膏

材料准备 紫草油100毫升，黄柏粉、青黛粉各15克，氧化锌粉20克，冰片2克，地塞米松片10毫升，扑尔敏8毫克。

制作过程 上药调合均匀，制成药膏。

选取穴位 阿是穴。

实施操作 对局部进行清洗后，用涂抹法涂敷于湿疹部位。

用法提示 每日2次，连用7天。

泥敷法：油调湿疹膏

材料准备 苍术、黄柏、青黛、滑石、龙骨各30克，冰片、轻粉各10克。

制作过程 诸药共研成细末，装瓶备用。

选取穴位 患处。

实施操作 将湿疹部位进行常规消毒，取药末适量，用凡士林调制成糊状，涂敷于患处。

用法提示 每日1次，10天为1疗程。

中医讲堂·生活调养面面观

湿热是湿疹发作的根本原因，因此湿疹患者最主要是远离闷热、潮湿的封闭空间，避免外界环境刺激。湿疹发作期间，避免热水烫洗、过度搔抓，少接触洗衣粉、肥皂等化学成分用品。饮食宜清淡，忌食辣椒、咖啡、龙虾等刺激性和可能致敏的食物。湿疹是一种过敏性的皮肤炎症，最好在专业医生的指导下用药，切忌盲目乱用药。

风湿性关节炎

蔺女士，33岁，6年前坐"月子"期间，因过早用冷水洗衣服导致腰部、手腕部、手指等关节疼痛。因为当地有风俗说"月子病月子养"，蔺女士2年前又要了一个孩子。第二次月子里蔺女士倒是没有碰什么冷水，但是关节疼痛并没有减轻，反而蔓延至全身关节。蔺女士苦笑道，家里人现在都不看天气预报了，因为一旦她晚上疼痛加剧，第二天保准是阴雨天或者天气变凉，真是比天气预报还要准确。

"月子病月子调"，是指女性刚生产完，筋骨表里大开，容易遭受外邪侵袭，因此建议女性在月子里患的病最好趁坐月子期间调理休养，但并不是说月子落下的病必须下一个月子补回来，或者不坐月子就治不好了。

就拿蔺女士的病症来讲，这是风湿性关节炎，由于月子里受寒所致，寒则气滞，瘀血和痰湿胶结在一起，导致病变关节出现肿痛、僵直等症状，治疗当以通络祛瘀为治则。我给她开的是温阳活血的烟酒散。5天后，蔺女士来复诊说效果很好，腰基本不疼了。

湿敷法：关节烟酒散

材料准备 鲜烟叶、松香粉、高粱酒各适量。

制作过程 鲜烟叶捣烂，和松香粉一起晒干，用高粱酒调匀，涂于干净的布上。

选取穴位 阿是穴。

实施操作 将涂有药散的布条贴敷于疼痛的阿是穴。

用法提示 晚贴晨取，每日1换。

❀ 中医讲堂·其他对症贴穴方

由于我个人对贴穴疗法非常重视，平时在翻看中医学的文献资料和某些中医学杂志时，会把那些贴敷方记录下来，闲暇进行推理和试验，发现一些贴敷方不仅搭配非常科学，临床使用效果也不错。在此，把我整理过的、确有疗效的治疗风湿性关节炎的贴敷方分享给大家。

湿敷白花七草膏

材料准备　白花菜子、川乌、草乌、蟾酥、透骨草、杜仲炭各等份。

制作过程　上药共研成细末，装入干净的瓶中密封备用。

选取穴位　阿是穴。

实施操作　用时取药末适量，用牛奶调和成软膏状，贴敷于阿是穴，外用医用纱布和胶布固定。

用法提示　每次敷 20 小时左右，一般连用 5~6 次明显见效。如果患处奇痒，或者出现疼痛或水泡去掉药末，或者把药膏装入棉布袋再贴敷。

双红膏

材料准备　鲜红辣椒 10 个，鲜红萝卜 1 个。

制作过程　将上 2 味洗净，切碎，捣烂如泥膏状。

选取穴位　阿是穴。

实施操作　贴敷疼痛的阿是穴。

用法提示　每日换药 1 次。

三生散

材料准备　生草乌、生半夏、生南星各 15 克，肉桂、樟脑各 10 克。

制作过程　上药共研成细末，以 40% 酒精调和。

选取穴位　阿是穴。

实施操作　趁湿贴敷于患处阿是穴。

❀ 取穴方法一点通

阿是穴：即疼痛部位，压痛点。

类风湿关节炎

郑先生，42岁，多年来全身关节肿痛，被诊断为类风湿关节炎。3个月前因为疼痛剧烈，在小区附近的诊所连续注射大量地塞米松，当时"效果"特别明显，疼痛几乎消失。但之后病情加重，每天早晨起来，肢体就会出现剧烈的疼痛、僵直，连下地行走都非常艰难，腰不能转动，腿不能弯曲，必须用手托着胯部整个侧身才能往前迈步，故来医院入院治疗。

这是一例典型的因大量注射激素类药物造成的类风湿关节炎病情加重的案例。中医认为，类风湿关节炎患者多半先天肾阳亏虚，病邪遂趁虚侵入经脉，深入骨骼，痹阻经络，流注关节，因此本病多顽固缠绵。肾主骨，并主一身阳气，因此在治疗上应益肾壮阳，通络祛瘀。

郑先生患病多年，且因大量注射激素导致疼痛加剧，肾阳亏虚，因此我给他开的主治类风湿的经典贴敷方，使用防风、防己等药祛风止痛，制附子、补骨脂、淫羊藿温肾助阳，再加上透骨通络、攻毒散结的全蝎、地龙等，可谓多管齐下，药到病除。

类风湿经典贴敷膏：湿敷十三散

材料准备 防风、防己、秦艽、桑枝、地龙、血竭、全蝎、制附子、补骨脂、淫羊藿、滑石、土茯苓、冰片各15克。

制作过程 将上药共研成细末，装入干净的瓶中密封备用。

选取穴位 阿是穴。

实施操作 用时用醋、酒精或蜂蜜将其调和成泥糊状，贴敷于阿是穴，外用医用纱布和胶布固定。

用法提示 早晚各1次，每次敷药2小时。

🌸 中医讲堂·其他对症贴穴方

类风湿关节炎属于中医的痹证范畴，中医根据其病因和患者体质的不同又将其分为热痹、寒痹和着痹3种类型。上文讲的十三散适合风湿着痹，即风寒湿三气杂合而致的风湿病症，下面再给大家介绍热痹、寒痹的贴敷方。

风湿热痹：半夏桃仁祛痛散

症状表现 关节疼痛，局部灼热红肿，痛不可触，得冷稍舒，兼有发热、怕吹风、口渴、烦闷不安等全身症状。

材料准备 生半夏30克，生栀子60克，生大黄15克，桃仁10克，红花12克，黄柏15克。

制作过程 上药共研成细末，装入干净的瓶中密封备用。

选取穴位 阿是穴。

实施操作 用醋将药末调和成泥糊状，贴敷于患处。

用法提示 每日1次，10次为1个疗程。

风湿寒痹：热敷双乌祛湿膏

症状表现 肢体关节疼痛剧烈，痛有定处，得热痛减，遇寒痛增，关节不可屈伸。

材料准备 草乌、川乌各10克，当归、威灵仙、生香附各10克，鸡血藤、独活、郁金各6克，木香12克，细辛3克，生姜汁、70%的酒精各适量。

制作过程 上药除最后2味外共研成细末，装入干净的瓶中密封备用。

选取穴位 阿是穴。

实施操作 用适量生姜汁和70%的酒精将药末调和成糊状，适当加热后贴敷于患处。

用法提示 每日或隔天1次，每次贴2~4个小时。

🌸 取穴方法一点通

阿是穴：即疼痛部位，压痛点。

腋 臭

小欣，19 岁，学生，夏季腋下易出汗，黏黏的，味道很不好闻。之前以为是汗臭味，就经常清洗腋下。后被同学嫌弃，说她狐臭味太大了，让小欣非常自卑又尴尬。西医说需要手术切除大汗腺，小欣担心手术有什么副作用，来咨询中医有无安全可靠的治疗方案。

腋臭，也称为狐臭，主要是指腋窝部位散发出特殊的臭味，一般在夏季多汗时较为明显，多在浅色衣物上留下淡黄色痕迹。腋臭的刺激味道让人掩鼻远离，这对腋臭患者造成很大的心理负担并产生自卑感，从而影响其正常的交际。

西医治疗腋臭，多采用手术切除大汗腺、激光、原位植皮等疗法，中医则采用内病外治的外敷法，既规避了西医手术的风险、痛苦，又没有内服药物伤害内脏的副作用，费用又低廉，操作也非常方便，其中复方密陀僧散就是我经常开具的除腋臭良方。此方初次使用即除臭味，建议 4~7 天治疗 1 次，连续治疗 7~10 次可获显效。

热敷法：复方密陀僧散

材料准备 密陀僧、三仙丹、轻粉（比例为 4∶3∶3）及滑石粉各适量（滑石粉不超过总药量 3/20）。

制作过程 诸药混合研匀，备用。

选取穴位 腋下。

实施操作 把药粉撒在腋下患处。

用法提示 每 4~7 天外敷 1 次，每次 10~15 分钟。

足癣（脚气）

李某，男，17岁。足癣严重，发作起来奇痒无比，常年备用达克宁。上个礼拜随学校篮球队来北京参加篮球赛，忘记携带达克宁，时间安排紧又未来得及去药店购买，足癣发作严重，只好不停地用手抓挠，结果导致双手也开始痒，并出现小水泡、脱皮等。急忙来医院就诊。

足癣，也就是我们通常所说的脚气。足癣属于真菌感染，只要皮肤存在小破损，真菌就会趁虚而入。所以，只要皮肤存在伤口（不必肉眼可见），接触至足癣部位，就会被传染，常见的就是手癣。

中医认为，足癣的发生是因为脾胃二经湿热下注而成，或者双足长时间闷在潮湿阴暗的鞋内，导致双足起疱而致。因此，在治疗上宜祛燥化湿。中药湿敷方"沙虫丹"对此有很好的疗效。

湿敷法：沙虫丹

材料准备 黄丹、五倍子（焙）各等份。

制作过程 将黄丹研成细末，再将五倍子用微火烤干，研成细末。二药混合均匀，装入干净的瓶中密封备用。

选取穴位 患处。

实施操作 将脚洗净擦干，立即敷上药粉，包扎。

用法提示 晚敷晨取，一般2~3天即明显见效。

中医讲堂·生活调养面面观

1. 保持双足清洁、皮肤干燥，勤洗足，勤换袜子、鞋垫，选择透气性比较好的鞋子。
2. 洗脚盆及擦脚毛巾单独使用，以免传染给其他家人。

神经性皮炎

吴女士，29岁，在化学研究所工作，有比较严重的紫外线过敏症，皮肤一接触阳光就开始过敏。今年吴女士已经很注意避免接触阳光，但双手、胳膊和背部的瘙痒并没有缓解，反而奇痒无比，患处还因为抓挠而开始起红斑、脱皮，甚至变得粗糙、肥厚，故来医院就诊。

经过问诊和检查，我发现吴女士不是紫外线过敏症，而是神经性皮炎，可能和她长期接触化学试剂有关。神经性皮炎病变初期，只是局部瘙痒，然后因为搔抓出现无规则丘疹，皮肤变粗，肥厚，脱屑，色素沉着。我为吴女士开了复方黄升软膏，可活血化瘀，润燥祛风。

复方黄升软膏

材料准备 黄升3克，黄柏6克，白矾少许，凡士林适量。
制作过程 将前3味药研成细末，用凡士林调制成30%软膏，备用。
选取部位 患处。
实施操作 将软膏外敷于患处。
用法提示 每日1~2次。

黄升可拔毒、去腐、生肌，黄柏除下焦之湿热，两者配伍，可消肿，止瘙痒，治疗神经性皮炎非常有效。对于一些发病初期的神经性皮炎，也可以用大蒜泥贴敷患处，可以晚贴晨取，并注意时间间隔，7~10天贴1次，也有不错的疗效。注意初次敷蒜泥可能会感到热辣难忍，但是止痒效果很好。注意贴敷蒜泥法不适合过敏性皮肤患者。

加贴肝俞穴（取坐位，先找到两肩胛骨下角水平线与脊柱相交所在的椎体，即第7胸椎，再向上数1个椎骨，引一垂线，然后从肩胛骨内侧缘引一垂线，位于两条垂线的中点），效果更佳。

第四章

男女尴尬不用慌，贴穴良方帮你忙

　　检查场地隐私空间受限、医疗器械冰冷疼痛、向外人（虽然是医生）描述自己的难言之隐……这些男科、妇科疾病的尴尬事曾让不少患者讳疾忌医。很多人都默默幻想着有没有一种不打针、不输液、不吃药，最主要的是不用在外人面前展露尴尬部位就能改善病症的好方法？我的回答是肯定的，贴穴能有效改善你那些难以启齿的烦心事。

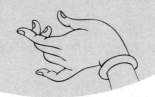

阳 痿

王先生，39岁，是一家大型医疗器械公司的区域经理，妻子是英语培训机构的高层主管。虽然夫妻二人感情很好，但也有他们难以启齿的尴尬之事。就是从去年开始，王先生发现自己的生殖器很难勃起，即便偶尔成功一次也不能持久，一会儿就疲软了。事事要强的王先生不信邪，开始健身、吃冬虫夏草、壮阳药等，但这些都无济于事。后在妻子的陪同下，来医院就诊。

阳痿，又称为阳事不举，是指未到性欲衰退时期的男性，在性生活中阴茎无法正常勃起，举而不坚或坚而不能持久的男性性功能障碍性疾病，也是男科病症最为常见的一种。

历代中医文献中，以明代《景岳全书》对阳痿描述最为全面："阴痿者，阳不举也……多由命门火衰，精气虚冷；或以七情劳倦，损伤生阳之气，多致此证。"指出男性阳痿多由于其先天禀赋不足，或者房事过度、手淫而致精气虚亏，阳事不举。其成因多与肾虚、肝郁、心火有关，因此穴位多选肾俞、关元、气海等，以温润肾脏，补中益气。针对王先生的情况，我建议他使用木鳖狗脊壮阳膏。

湿敷法：木鳖狗脊壮阳膏

材料准备 木鳖子5个，肉桂、狗脊各9克，干姜、花椒各3克。

制作过程 上药共研成细末，备用。

选取穴位 神阙穴、命门穴、肾俞穴。

实施操作 用时取药末适量，用蜂蜜调和成膏状，贴敷于上述穴位，盖以纱布，外用胶布固定。

用法提示 每3日换药1次，7日为1疗程。

❀ 中医讲堂·贴对穴位巧帮忙

根据症状表现不同，可将阳痿分为实证阳痿和虚证阳痿两种，贴敷方法也有不同，但用法均为2日换药1次。

实证阳痿

症状表现 阴茎勃而不坚，持续时间短暂，下体潮湿，有臊臭味，小便黄赤。

材料准备 苍术、草薢、黄柏、黄连各10克。

制作过程 苍术、草薢烘干，研成细末，取药末6克；用黄柏、黄连煮30分钟，取汁，用药汁调和药末，制成药膏。

选取穴位 神阙穴（即脐中）。

实施操作 趁湿贴敷于神阙穴，盖以纱布，用胶布固定。

虚证阳痿

症状表现 阴茎勃起困难，时有滑精，精液稀薄清冷，腰膝疲软，畏寒肢冷。

材料准备 杜仲、肉苁蓉、制附子、肉桂、川椒、母丁香、麝香各0.5克。

制作过程 上药共研成细末，装入干净的瓶中密封备用。

选取穴位 气海穴、关元穴、肾俞穴。

实施操作 用时将药末分装入纱布袋中，将药袋分别敷于上述穴位。

❀ 取穴方法一点通

命门穴： 位于背部后正中线，第2腰椎棘突下，此穴正对脐中。

肾俞穴： 位于第2腰椎棘突下，旁开1.5寸。

气海穴： 位于人体下腹部，前正中线，脐中下1.5寸。

关元穴： 即丹田，位于下腹部，当脐中下3寸。从肚脐向下4横指宽处即是关元穴。

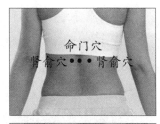

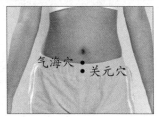

早 泄

　　小张，男，34岁，有两年早泄史，每次前奏还没有结束就在体外射精了，偶尔进去了，也坚持不了1分钟。小张也偷偷吃过一些壮阳药，但几乎没有效果。父母催着赶紧抱孙子，这让小张十分着急。在朋友介绍下，来我这里就诊。

　　一般认为，健康育龄男性在阴茎插入阴道少于2分钟即射精或未插入阴道之前就射精的，属于早泄。早泄的病因除了泌尿、内分泌失调等病理因素外，患者本人的心理因素占很大比例，比如上述案例中的小张。中医认为，肝肾亏虚是早泄之本，因此治疗应补益肝肾、填精生血，并配合药袋敷方，则阳气自来。

早泄药袋敷方

材料准备 芡实20克，生牡蛎、白蒺藜各15克，金樱子、莲子、益智仁各10克。

制作过程 上药共研成细末，装入布袋中，缝合固定备用。

选取穴位 神阙穴、关元穴。

实施操作 取药袋敷于脐中神阙穴与小腹部的关元穴。

用法提示 晚贴晨取，2周为1疗程，连续2~3个疗程。

✿ 取穴方法一点通

　　神阙穴：位于脐窝正中，所以又名脐中，也就是我们常说的肚脐眼。

　　关元穴：位于下腹部，当脐中下3寸。从肚脐向下四横指宽即是关元穴。

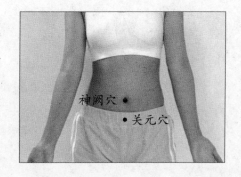

神阙穴
●关元穴

前列腺炎

　　杨先生，53岁，工程师。两年前出现尿频、尿急症状，有时小腹部也会痛。在当地数家医院看过，被诊断为慢性前列腺炎，曾内服、注射过几次抗生素，当时效果不错，但一停药就又复发。近半年来，尿频、尿急症状明显加重，而且下腹部总是隐隐作痛，大便稀（水状大便，一天4~6次），夜尿频繁，小便时尿道口有灼热感。

　　经过B超检查，杨先生的前列腺明显肿大，直肠指诊前列腺病侧增大，触之软，有波动感，没有其他并发症，尿频、尿痛周期大于3个月，诊断为慢性前列腺炎。此病多见于50~55岁的男性，症状表现为尿频、尿急、尿道滴白，甚至出现性功能障碍等症状。

　　中医治疗前列腺炎多以行气活血为主，利湿通淋为辅。我给杨先生开的是祛瘀消淋膏，丹参、赤芍、王不留行、穿山甲等消肿祛瘀，黄柏、车前子利湿通淋。

泥敷法：祛瘀消淋膏

【材料准备】丹参、赤芍、益智仁各6克，王不留行、穿山甲、车前子各5克，黄柏、车前子各10克，冰片3克。

【制作过程】上药共研成细末，用凡士林调和成药膏状，贮瓶密封备用。

【选取穴位】神阙穴。

【实施操作】用时取药膏适量，填于神阙穴，盖以纱布，外用胶布固定。

【用法提示】每48小时换药1次，14次为1疗程。

❀ 取穴方法一点通

　　神阙穴：位于脐窝正中，所以又名脐中，也就是我们常说的肚脐眼。

遗 精

陈先生，43岁，公司员工。近两个月来，陈先生每次睡觉就会遗精，有时中午打个盹儿也会出现遗精。听到妻子洗内衣时不满的唠叨声，陈先生既感到不好意思又觉得冤枉，就去药店买一些固精丸、补肾药来吃。服药后遗精现象是有所减少，但一停药就又反复。所以来看中医，希望可以根治此病。

遗精是指无性交而精液自行外泄的一种男性疾病。有梦而精液外泄者为梦遗，无梦（清醒）而精液外泄者为滑精。无论是梦遗还是滑精都称为遗精。在未婚的男青年中有80%~90%的人有遗精现象，一般一周不超过1次属正常现象；如果1周数次或1日数次，并伴有精神萎靡、腰酸腿软、心慌气喘，则属于病理状态。

中医认为，遗精多由肾虚精关不固，或心肾不交，或湿热下注所致。问诊得知，陈先生除了遗精外，还有头晕、耳鸣、腰酸背疼等症状，脉沉迟，是肾虚的标志，也就是肾虚精关不固所致的遗精，所以我给他开的是五白散。五倍子收敛性极强，可固肾涩精，为治疗遗精的常用药；白芷具有强烈的渗透性，有助于五倍子收敛之性的渗透吸收。

遗精湿敷五白散

材料准备 五倍子10克，白芷5克。

制作过程 两味药共烘脆，研成细末。

选取穴位 神阙穴。

实施操作 用水和醋各等份，将药末调成面团状，湿敷于神阙穴，外用纱布覆盖，医用胶带固定。

用法提示 每日1次，连敷3~5日。

🌸 中医讲堂·其他对症贴穴方

遗精可以分为梦遗和滑精。有梦而遗精者其病在心，心为君火，心烦多梦，淫梦而遗精。贴敷方既要选当归、白芍养血和血，又选生地、麦冬滋阴降火。无梦而滑精者其病多在肾，多选五倍子、龙骨，以温肾涩精。

湿敷法：梦遗膏

【症状表现】遗精一夜数次，或数夜一次，或兼早泄，伴有头晕、心烦少寐，腰酸耳鸣。

【材料准备】当归、白芍、生地、川芎、麦冬、知母、栀子、炮姜、山茱萸、煅牡蛎各15克。

【制作过程】上药烘干，共研成细末，过滤后装瓶备用。

【选取穴位】神阙穴。

【实施操作】用时取药末适量，用开水调和成膏状，趁热（皮肤可耐温度）贴敷于神阙穴。

滑精

【症状表现】无梦而遗，甚则见色流精，滑泄频繁，腰部酸冷，面色苍白，神倦乏力。

【材料准备】五倍子、海螵蛸、生龙骨各20克。

【制作过程】上药共研成细末，用凉开水调和成枣核大小的药丸状。

【选取穴位】神阙穴、涌泉穴。

【实施操作】将药丸塞入神阙穴和外敷双足涌泉穴。

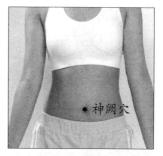

🌸 取穴方法一点通

神阙穴： 位于脐窝正中，所以又名脐中，也就是我们常说的肚脐眼。

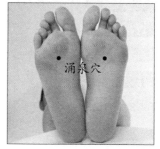

涌泉穴： 位于人体的足底部。取穴时，将脚趾自然向下蜷曲，足前部凹陷处便于穴，约当足底第2、第3跖趾缝纹头端与足跟连线的前1/3与后2/3交点上。

阴囊湿疹

　　贾先生，33岁。贾先生说自己阴囊部位及其周围很痒，大腿根部也痒。观察可见，其瘙痒部位长了很多小红斑点，有的红疹已经连成一片。因为瘙痒难忍，在单位也不便抓挠，非常痛苦。贾先生怀疑是性病类的疾病，但自己和妻子非常洁身自好，难道是游泳或泡温泉时传染的？这让贾先生和妻子非常恐慌，一起前来就医。

　　首先，和大家普及一个常识：只要去正规的游泳馆或温泉中心游泳、泡温泉，一般不会传染性病。因为性传播类病毒在体外存活的时间非常短，而且正规的游泳馆和温泉中心每天都有严格的消毒措施。

　　贾先生的病症并不属于性传播疾病，而是一种阴囊过敏性皮肤病，其主要特征就是阴囊剧烈瘙痒，出现红斑、丘疹、水泡、鳞屑、结痂等，是男性最常见的性器官皮肤病，多与患者本人不注意个人下体卫生、久坐、精神长期紧张等有关。中医认为，其病的内因是由于肝脾二经湿热下注，治疗上当以利湿清热、健脾疏肝为主，而中医贴方三黄二石散对此有很好的疗效，这也是我给贾先生开的贴方。

湿敷法：三黄二石散

材料准备 黄柏、大黄、煅石膏、滑石各50克，青黛、五倍子各20克，雄黄、密陀僧各30克，冰片5克。

制作过程 将上药共研成细末，装入干净的瓶中密封备用。

选取部位 患处。

实施操作 局部消毒后，取药末适量，用米醋调和成泥糊状，外敷阴囊处。

用法提示 每日换药1次，5次为1疗程。

❀ 中医讲堂·其他对症贴穴方

中医将阴囊湿疹分为湿热下注型和阴亏血燥型两种。患者多嗜食辛辣肥甘，阴囊长期被汗液浸润，治疗宜清热利湿，或滋阴养血润燥。

湿热下注型

症状表现　阴囊皮肤灼热，潮湿，瘙痒难忍，搔破流水，糜烂脱皮，舌红，苔薄黄。

方一：外敷黄地膏

材料准备　生大黄、大黄炭、生地榆、地榆炭各30克。

制作过程　上药共研成细末，用香油调和成稀泥状，备用。

选取穴位　患处。

实施操作　取4层消毒纱布，将药膏摊于布面上，贴敷于阴囊部，包扎固定。

用法提示　上药后卧床休息，早、晚敷药各1次，连用3天。

方二：止痒散

材料准备　黄柏、苦参、滑石各30克，密陀僧15克，蛇床子、白芷、川椒各10克，青黛5克，冰片3克。

制作过程　上药共研成细末，备用。

选取穴位　患处。

实施操作　用时取药末适量，用鲜仙人掌汁加少量清水调和成糊状，贴敷于阴囊部，包扎固定。

用法提示　晚贴晨取，每日换药1次。

阴虚血燥型：湿敷膏

症状表现　阴囊皮肤变厚，瘙痒不休，搔破后渗出血水，舌红苔剥。

材料准备　夜交藤、紫苏叶、五倍子各20克。

制作过程　上药共研成细末，过筛后加香油适量搅拌，调和成糊状油膏备用。

选取穴位　患处。

实施操作　用时取油膏摊于敷料上，贴敷阴囊处，并包扎固定。

用法提示　每天早晚各1次。

痛 经

小艾，女，19岁，学生。有2年痛经病史。一般在月经来的前1~2天小腹部就开始冷痛，月经来后，疼痛加剧，兼有手足冰冷症。经血色黯，有血块，月经周期正常，量少，每次痛经发作都需服用止痛剂来缓解疼痛，特来就诊。

痛经，是妇科疾病中最为常见的病症，是指女性在月经期间或月经前后出现下腹疼痛、坠胀、腰酸或其他不适等病症，腹痛比较严重，甚至还会恶心、呕吐，影响日常的工作、生活。

中医认为，痛经主要是气血运行不畅所致，也就是经血无法顺畅排出，不通则痛，于是就发生了痛经。内因是因肝郁气滞而致血瘀，外因是女性在经期受寒，以致寒邪侵入胞宫，寒凝则痛，治疗当以行气化瘀、祛寒利湿为主。我推荐使用特效通经散，治疗寒性痛经效果显著。

湿敷法：特效通经散

材料准备 益母草、丹参、桃仁、红花、丹皮、木通、当归、川芎、木香、香附、小茴香各50克。

制作过程 上药共研成细末，装入干净的瓶中密封备用。

选取穴位 小腹部（神阙穴、关元穴、气海穴等）。

实施操作 用时取药末适量，用米醋调和成糊状，装入纱布袋中，放入锅内蒸至热透后贴敷小腹部，药袋上加用热水袋以保温。

用法提示 经期前1天开始贴敷，早晚各1次，每次贴敷1小时，6天为1疗程，每袋药用2日。

❀ 中医讲堂·其他对症贴穴方

中医根据痛经发生的时间、性质、疼痛程度等来辨别其寒热虚实之证，将其分为气滞血瘀型痛经、寒凝湿滞型痛经、气血虚弱型痛经等类型。

气滞血瘀型痛经

症状表现 经前1~2日或经期小腹胀痛，月经量少，经血为紫黑色，或夹有血块，但淋漓不畅。

材料准备 苏木60克，香附、桃仁、红花、香附各30克，黄酒适量。

制作过程 将药材共研成细末，备用。

选取穴位 关元穴、气海穴。

实施操作 用时取药末适量，与黄酒调和成膏状，分别贴敷于关元穴和气海穴，盖以纱布，用胶布固定。

用法提示 每日换药1次，直至疼痛缓解为止。

寒凝湿滞型痛经

症状表现 经前或经期小腹冷痛，按之痛甚，畏寒喜热，热敷小腹后疼痛稍减。经血色黯，略夹血块。

材料准备 肉桂、木香、艾叶、生姜各120克，葱白、食盐各250克。

制作过程 先将生姜、葱白、肉桂、艾叶、木香捣烂，与食盐和匀，放入锅内炒热，装入布袋内，备用。

选取穴位 阿是穴。

实施操作 趁热贴敷阿是穴，即小腹部疼痛的部位。

用法提示 根据痛经程度每日热敷2~5次，每日热敷20分钟左右。7日为1疗程。

气血虚弱型痛经

症状表现 经后1~2日或经期小腹隐痛，有下坠感，喜按，经血色淡，量少且稀，患者多面色苍白、精神倦怠。

材料准备 肉桂、当归、延胡索各20克，红花10克，食盐50克。

制作过程 上药除食盐外共研成细末，入锅炒至药物发黄，用香油调和成泥糊状，备用；食盐炒热，放入布袋中，备用。

选取穴位 神阙穴。

实施操作 将药糊填于神阙穴，然后将盐袋趁热敷在药糊上。

用法提示 每日 3~5次，直至痛经缓解。

❋ 取穴方法一点通

神阙穴： 位于脐窝正中，所以又名脐中，也就是我们常说的肚脐眼。

关元穴： 位于脐下3寸处。取穴时，采用仰卧的姿势，关元穴位于下腹部前正中线上,从肚脐向下四横指宽处，即是此穴。

气海穴： 位于人体下腹部，前正中线，脐中下1.5寸。

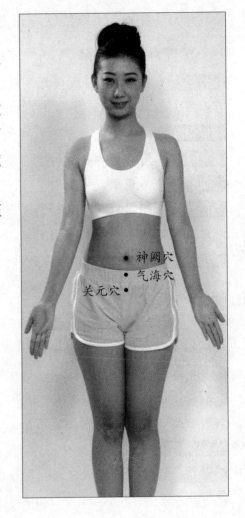

神阙穴
气海穴
关元穴

月经不调

张女士，女，33岁，育有1女。自述从13岁月经初潮至今，月经周期从来没有准过，不是提前，就是延后，没有痛经史。2014年开始，国家放开单独二胎政策，张女士是农村户口，爱人也是独生子，符合要二胎的政策，夫妻二人就想再要一个宝宝。但努力了一年，一直怀不上，怀疑是月经不调引起排卵期不准，特来医院就诊。

月经不调，又名月经失调，表现为月经周期或出血量异常，如月经提前、延后7天以上，或者忽前忽后，行无定期。月经不调患者多伴有痛经、淋漓不尽等症状，由于影响女性正常排卵，或者潜藏的某些疾病妨碍精卵结合，可能会导致女性不易受孕。但经过调理后，大多数女性还是可以正常怀孕的，所以月经不调的女性不用过于担忧。

中医认为，女性月经不调，多因肝、肾、脾三脏和任冲二脉功能紊乱所致。因此，在治疗上，当以补益肝肾、调和冲任和气血通畅为总体原则。针对张女士的情况，可以选用调经膏调理，会有所帮助。

湿敷法：调经膏

材料准备 乳香、没药、白芍、川牛膝、丹参、山楂、广木香、红花各30克，冰片少许（另研），姜汁或黄酒各适量。

制作过程 将前9味药研成细末，混合均匀。用时取药末适量（约30克），用姜汁或黄酒调和成膏状。

选取穴位 神阙穴、子宫穴。

实施操作 趁湿贴敷于神阙、子宫二穴，盖以纱布，用胶布固定。

用法提示 隔日换药1次，5次为1疗程。

✿ 中医讲堂·其他对症贴穴方

中医根据月经不调的不同病机和症状表现，可将其划分为肾虚、肝郁、气滞血瘀3种类型。

肾虚型月经不调：药粉填脐方

【症状表现】月经周期先后不定，量少色淡，舌淡苔薄。伴有腰膝酸软、夜尿频繁等症。

【材料准备】山茱萸20克，杜仲、枸杞子、山药各15克。

【制作过程】上药共研成细末，备用。

【选取穴位】神阙穴。

【实施操作】将肚脐用温毛巾擦净，取药粉200毫克填脐中，盖以棉球，外用胶布固定。

【用法提示】5天换药1次。

肝郁型月经不调：疏肝解郁膏

【症状表现】月经先后不定期，量或多或少，色黯红，有血块，小腹及胸胁乳房胀痛，情志抑郁，或心烦易怒。

【材料准备】柴胡30克，制香附、当归、白芍、白芷、薄荷各20克。

【制作过程】上药共研成末，备用。

【选取穴位】神阙穴、关元穴。

【实施操作】用时取药末适量，用蛋清调和成糊状，贴敷于神阙、关元二穴，盖以纱布，用胶布固定。

【用法提示】每日换药1次。

气滞血瘀型月经不调：温敷七味调经膏

【症状表现】月经或提前或延后，经量或多或少，有血块，月经不利，多伴有小腹刺痛、乳房胀痛等症。

【材料准备】香附、鸡血藤各20克，白芍、木通、牛膝各12克，牡蛎、三棱各10克。

【制作过程】上药共研成细末，备用。

【选取穴位】涌泉穴（双）。

实施操作 用时取药末适量，用凡士林调和成膏糊状，贴敷于双足心涌泉穴，盖以纱布，用胶布固定。

用法提示 每日换药1次，5天为1疗程。

热敷活血调经膏

材料准备 当归30克，川芎15克，白芍、五灵脂、延胡索（醋泡）、肉苁蓉、苍术、白术、乌药、小茴香、陈皮、半夏、白芷各9克，柴胡6克。

制作过程 上药烘干，共研成末，过滤后装入干净的瓶中密封备用。

选取穴位 小腹部。

实施操作 用时取药末适量，用米醋或白酒调和成糊状，贴敷于小腹部。外盖塑料薄膜，用胶布固定。

用法提示 每日换药1次，每日2~3次。每次敷药后，用热水袋在敷药处热敷30分钟。

❋ 取穴方法一点通

神阙穴： 位于脐窝正中，所以又名脐中，也就是我们常说的肚脐眼。

子宫穴： 位于下腹部，当脐中下4寸，旁开3寸，左右各有一穴。

关元穴： 位于脐下3寸处，前正中线上。

涌泉穴： 位于人体的足底部。取穴时，将脚趾自然向下蜷曲，足前部凹陷处便于该穴，约当足底第2、第3跖趾缝纹头端与足跟连线的前1/3与后2/3交点上。

肝俞穴： 正坐或俯卧位，当第9胸椎棘突下，旁开1.5寸处。

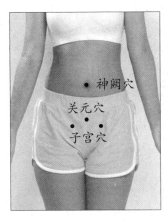
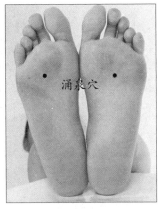
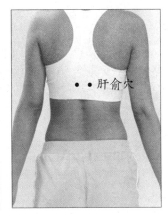

外阴瘙痒

尹女士，35岁，公司会计。最近2周外阴部奇痒难忍，每次都不得不去厕所挠几下。吃过消炎药，也用过清洗液，但没什么效果。

尹女士这种情况是典型的外阴炎，表现为外阴部瘙痒、灼热、疼痛，于排尿、排便及经期加重，是常见的妇科疾病之一。中医认为外阴炎是由肝、脾功能失常，致湿热下注，或感染邪毒所致，治疗以燥湿止带为主。

湿敷法：止带敷脐散

材料准备 白鸡冠花（醋炙）、红花（酒炒）、白术、荷叶（烧灰）、茯苓、车前子各20克。

制作过程 上药共研成细末。

选取穴位 神阙穴、涌泉穴。

实施操作 用时取药末适量（约30克），用黄酒调和成糊状，贴敷于神阙穴、涌泉穴。

用法提示 隔日换药1次。

❀ 取穴方法一点通

神阙穴： 位于脐窝正中，所以又名脐中，也就是我们常说的肚脐眼。

涌泉穴： 在足底，足心最凹陷处。端坐卷足，在足底前部凹陷处。

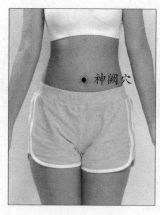

神阙穴

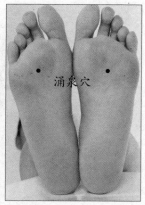

涌泉穴

宫颈炎

李女士，29岁，某公司销售经理，婚前检查被查出有慢性宫颈炎。李女士觉得非常奇怪，因为她有洁癖，非常注意下体清洁卫生，每天都用弱酸性的专门私处洗液来清洗外阴，男朋友也是干净自律的人，她怎么可能患有宫颈炎呢？李女士百思不得其解。

宫颈炎是指子宫颈阴道部炎症及子宫颈管黏膜炎症，也是妇科常见疾病之一。对于私处病患，很多人都认为是因为个人不注意卫生或者不良性生活所引起的，但近几年我在临床发现，很多阴道炎、宫颈炎的发病却和女性"过度清洗"有关。

知识经济时代，很多女性朋友知道阴道内环境呈弱酸性，于是市面上针对私处的弱酸性产品层出不穷。我们姑且不说这些产品的弱酸性是否符合标准，就单纯的化学试剂和原生菌的相互作用就可能破坏其内环境的平衡，从而使阴道上皮的抗病力下降，引发宫颈炎。中医认为本病的病机是脾肾亏虚，湿邪蕴积于内，导致宫颈发炎，在治疗上当以祛湿消炎为主。

阴道给药法：宫颈炎散

材料准备 败酱草、连翘各60克，枯矾30克。

制作过程 上药共研成细末，装入干净的瓶中密封备用。

选取部位 宫颈患处。

实施操作 根据糜烂面大小，每次用药1克左右，直接阴道给药。

用法提示 每2日给药1次，3次为1疗程。

搭配治疗 搭配肺俞穴（在背部，第3胸椎棘突下，后正中线旁开1.5寸。端坐，在第3胸椎上引一垂线，再从肩胛骨内侧缘引一垂线，在两垂线的中点处），效果会更好。

乳腺增生

李女士，33岁，教师。自述乳房疼痛已有四五年，但因为多是月经来之前疼痛，以为是正常现象，没有理会。今年单位体检时，查出右乳上方及外上向上限有多个囊肿，B超提示在乳乳腺可见小叶增生伴部分导管扩张并上皮细胞增生。B超医师建议她每3个月复查一次，并最好去做一下钼靶，给囊肿定性，必要时进行手术切除。李老师吓坏了，担心癌变，又害怕手术，故来问中医有无更妥当安全的治疗方案。

现代医学认为，乳腺增生是指乳腺上皮和纤维组织增生，是女性最常见的乳房疾病。多数乳腺增生患者在月经来之前或经期乳房胀痛，用手可以摸到乳房有像橡皮一样的肿块，大小不等。生育后的女性大约70%以上都有不同程度的乳腺增生，只要确定为良性增生，没有变大或乳房胀痛，可以不予治疗，只要定期体检即可。

李女士的乳腺增生并不算严重，我给她开的是最常用的乳癖贴，可活血化瘀，消痞散结。

热敷法：乳癖贴

材料准备 乳香、没药、黄柏、蒲公英各10克，大黄15克，冰片5克。

制作过程 前5药共研成细末，入冰片同研和匀，备用。

选取穴位 阿是穴。

实施操作 取药适量，用鸡蛋清调匀成膏状，摊于纱布上约1厘米厚，贴敷于阿是穴，盖以纱布，用胶布固定。贴药后用热水袋置纱布上热敷30分钟，以增加药效。

用法提示 晚贴晨取，每日换药1次。

搭配治疗 搭配乳中穴（在胸部，第4肋间隙，乳头中央，距前正中线4寸），效果会更好。

❀ 中医讲堂·其他对症贴穴方

乳腺增生在中医学属于乳癖、乳痞范畴，多因情志内伤、肝郁气滞或肝肾不足、冲任失调所致。因此，在治疗上以疏肝理气、消痞散结、行气止痛为主。

敷脐消痞散 + 按摩法

材料准备 香附、川芎各30克，全瓜蒌、天南星各20克，青皮、郁金、连翘各15克，麝香5克。

制作过程 上药共研成细末，装入干净的瓶中密封备用。

选取穴位 神阙穴、屋翳穴、膻中穴、期门穴及乳房肿块处。

实施操作 将药末填满神阙穴，用干棉球轻压片刻，然后用胶布贴紧脐部密封。同时配以按摩法，用拇指按揉屋翳穴、膻中穴、期门穴及乳房肿块处，每穴按摩5~10分钟。

用法提示 每3天换药1次，10次为1疗程。但按摩以每日2~3次为宜。

❀ 取穴方法一点通

神阙穴： 位于脐窝正中，所以又名脐中，也就是我们常说的肚脐眼。

屋翳穴： 位于胸部，当第2肋间隙，距前正中线4寸。取穴时，采用仰卧位，在乳头直上第2肋间隙取穴（乳头位于第4肋间隙）。

膻中穴： 膻中穴位于胸部正中线，两乳头连线的中点。

期门穴： 位于胸部，当乳头直下，第6肋间隙。取穴，采用仰卧或直坐位，乳头直下，第6肋间隙取穴（乳头位于第4肋间隙）。

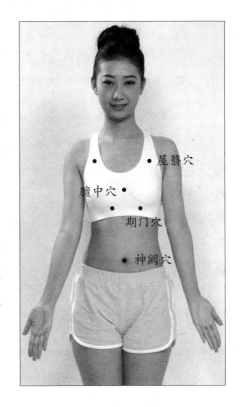

带下病（阴道炎）

小赵，21岁，学生。自述白带颜色黄稠，有时夹有血丝，味道恶臭，尤其是夏天，小赵唯恐大家闻到异味，不好意思和大家一起玩，很自卑。平时嗜好辛辣，兼有小便少、色黄，大便秘结，口臭等症，小腹部不定时隐隐作疼。

白带是女性阴道分泌的少量白色无味的分泌物，如果白带增多，颜色变黄、变红，甚至带血，或者黏稠如脓，气味腥臭，就是带下病，也就是我们通常所说的阴道炎。带下病常伴小腹坠痛、阴部瘙痒等症。

中医认为，带下病的内在病机是湿邪内生，外因则和患者本人的卫生习惯有关。问诊后得知，小赵没有性生活史，平时不太注意下体卫生，内裤好几天才换，导致湿热蕴结下体，出现异味。我给她开了燥湿敷脐膏，方中黄柏燥湿清热，桑白皮消炎抗菌，干姜、白芍温中散寒，缓痛敛阴，非常适用于她这种湿热下注的带下病。

热敷法：燥湿敷脐散

材料准备 黄柏、桑白皮、干姜、白芍各30克。

制作过程 上4药研成细末，和匀，备用。

选取穴位 神阙穴。

实施操作 用时取药末适量，敷于患者神阙穴，以纱布覆盖，用胶布固定。

用法提示 每日换药1次，每次敷药时用热水袋在纱布上热敷30分钟。

❀ 中医讲堂·其他对症贴穴方

中医将带下病分为白带、赤带、黄带、五色带，究其病机，不外乎肝郁、脾虚、肾虚和湿热下注。湿热下注型前面已经讲过，我们看一下其他3型的贴敷方法。此外，现代医学的滴虫性阴道炎，其贴敷方也一并列举于下。

肝郁型带下病

症状表现 白带量多，质黏稠，经前胸胁、乳房、少腹胀痛，或心烦，长叹息。

材料准备 柴胡、白芍各20克，茯苓、茵陈各10克，鲜鸡冠花适量。

制作过程 前4药共研成细末，与鲜鸡冠花共捣烂如泥。

选取穴位 神阙穴。

实施操作 用时取药泥适量，填于神阙穴，盖以塑料薄膜，外用胶布固定。

用法提示 每2~3日换药1次，每天用热水袋热敷15~30分钟。

脾虚型带下病：热敷健脾利湿散

症状表现 带下量多，色白或淡黄，质地稀薄，如清鼻涕或蛋清状，没有臭味。患者多面色苍白或发黄，喜热怕冷，尿频，腹胀。

材料准备 党参、白术、补骨脂各10克，甘草3克，炮姜、炮附子各9克。

制作过程 上药共研成细末，备用。

选取穴位 神阙穴。

实施操作 用时取药末适量，加米醋，放入锅内炒热，装入布袋。趁热贴敷于患者神阙穴。冷了再炒热，再敷。

用法提示 每日2~3次，每次30分钟，7日为1疗程。

肾虚型带下病

症状表现 白带长期量多，色白，清冷如水，患者多兼有腰膝疲酸、头晕耳鸣等症。

材料准备 丁香、木香各3克，吴茱萸5克，肉桂2克。

制作过程 上药共研成细末，备用。

选取穴位 神阙穴、肾俞穴、命门穴。

实施操作 用时直接将药末贴敷于上述三穴，盖以纱布，用胶布固定。

滴虫性阴道炎

症状表现 白带增多，或变成黄绿色，常伴有泡沫状分泌物。多数病例无症状，少数女性有不同程度的瘙痒、烧热感，然后会因月经或怀孕而明显好转。

材料准备 萹蓄、蛇床子各30克，生薏苡仁20克，川牛膝、瞿麦各10克，滑石15克，通草5克，厚朴6克。

制作过程 上药共研成细末，备用。

选取穴位 阴道内。

实施操作 用消毒纱布裹药粉，卷成小长条状，塞入阴道内，用月经带固定。

用法提示 每隔2天换药1次。

❋ 取穴方法一点通

神阙穴：位于脐窝正中，所以又名脐中，也就是我们常说的肚脐眼。

命门穴：位于背部，第2腰椎棘突下。取穴时，正坐直腰，用两手中指按住脐心，左右平行移向背后，两指会合之处为命门穴，此穴正对脐中。

肾俞穴：位于第2腰椎棘突下，旁开1.5寸。

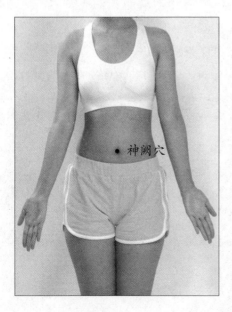
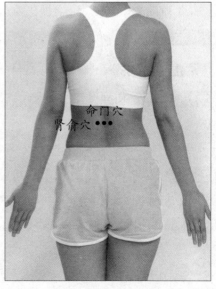

产后腹痛

陈女士，27岁，于1个多月前剖宫产一男孩。陈女士说自己产后一直腹痛，就算是宫缩痛或者剖宫产伤口疼，产后1周也该消退了吧？但她却腹痛了1个多月了，而且恶露也持续了将近1个月。经常感到腹部冷痛，四肢发凉。望诊可见陈女士面色青白，舌苔白腻。

产妇在分娩后由于子宫收缩而引起的疼痛叫宫缩痛，一般是在产后1~2天出现，3~5天自行消失，无需治疗，属于正常的生理现象。如果小腹疼痛持续时间较长，哺乳时腹痛明显，同时伴有恶露增多或淋漓不止，就是产后腹痛。产后腹痛是以产妇分娩后下腹部疼痛为主要症状的产科常见病症，多因产时失血过多或受寒，或产后触犯生冷，寒凝血瘀所致。中医对产后腹痛的辨证从血虚、血瘀立论，提出"补血逐瘀"之法，例如我给陈女士开具的食盐、小茴香、艾叶热敷法就深谙此理。

血虚型产后腹痛：食盐缓急热敷方

材料准备 食盐500克，小茴香30克，艾叶50克。

制作过程 上药共炒热，装入布袋。

选取穴位 阿是穴、神阙穴。

实施操作 趁热将药袋贴敷于腹部疼痛部位及神阙穴，凉了再炒热，继续热敷。

用法提示 每次热敷30分钟，每日2~3次，直至疼痛消失。

❀ 取穴方法一点通

阿是穴： 即腹痛处，压痛点。

神阙穴： 仰卧，在腹部，肚脐中央处。

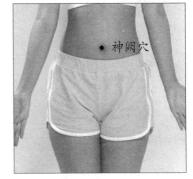

神阙穴

产后尿失禁

范女士，28岁，孩子11个月。就诊时说，自己现在只要咳嗽、打喷嚏，或者大笑，就会流出少许尿液。婆婆之前说这是女人生孩子后的自然反应，过几个月就会好了。但现在孩子马上就要满周岁了，范女士的这种"尿失禁"仍然没有丝毫改善，特来就诊。

女性分娩后不能约束小便而尿自行排出者，称为产后尿失禁。临床出现尿失禁的情况多见于分娩时间过长或娩出巨型儿，但在产后1周左右会逐渐减轻。这是因为女性在分娩的时候，胎儿先露部分对盆底韧带及肌肉的过度扩张，特别是支持膀胱底及上2/3尿道的组织松弛所致。

中医称产后尿失禁为产后小便数候、产后遗尿候，其表面病因是膀胱功能失职，实则与肺肾二脏有密切关联。因为肾司二便，与膀胱互为表里；肺主一身之气，通利水道。因此，在治疗上，当以补肾温阳为主。范女士属于产后尿失禁中比较轻微的症状，但也是很多产后新妈妈最常遭遇的尴尬之事，一般采用敷脐法进行治疗，临床有效率很高，大多数患者1个疗程即愈，极少数会用2~3个疗程。

产后温固敷脐方

材料准备 制附片、干姜、赤石脂各15克。

制作过程 上3药共研成细末，装入干净的瓶中备用。

选取穴位 神阙穴。

实施操作 用时取药末适量，用凉开水调和成糊状，敷于肚脐的神阙穴，外用纱布覆盖，再用医用胶带固定。

用法提示 每日换药1次，3~5日为1疗程。

搭配治疗 搭配涌泉穴（在足底，足心最凹陷处），效果会更佳。

产后尿潴留

上周，妇科请我会诊，是1例产后尿潴留患者。该产妇个头娇小，入院时因胎头过大，行剖宫产术。术后留置导尿管24小时，拔掉导尿管后6小时，产妇自觉膀胱充胀盈，但是无法解出小便。

尿潴留，是指顺产妈妈在产后4~6小时，剖宫产妈妈在拔掉导尿管后6~8小时，自觉膀胱饱胀但无法自行小便的症状，常见于剖宫产或滞产产妇。对于这种情况，我一般让产妇用蒜泥贴敷膀胱充盈处的中极穴、关元穴、气海穴，大概40分钟，产妇就可以自主排尿了。

蒜敷法：通尿丹

材料准备　大蒜300~500克。

制作过程　将大蒜捣烂如泥状，备用。

选取穴位　中极穴、关元穴、气海穴。

实施操作　将蒜泥贴敷于上述3个穴位。

用法提示　30~40分钟取药，嘱患者排尿，在便盆内放300毫升左右开水效果更佳。

❀ 取穴方法一点通

中极穴：位于脐下4寸处。取穴时，采用仰卧位，将耻骨和肚脐连线分成五等分，由下向上1/5处即为中极穴。

关元穴：位于脐下3寸，即位于中极穴上方1拇指宽处。

气海穴：位于脐下1.5寸，即位于脐下两横指宽处。

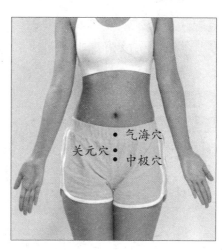

妊娠呕吐

欣欣是中药房的药剂师，怀孕后一直孕吐。有一次来给我们配送药品时见我不太忙，就问像她这样孕吐比较严重的，能否喝点中药什么的，不然自己难受是小事，最担心宝宝的营养跟不上。欣欣说自己怀孕之前就有点贫血和营养不良，现在怀孕吃不下东西，非常担心宝宝在娘胎里就营养不良，输在起跑线上。

怀孕是一件非常美好的事情，但早孕反应却让人不爽。大多数孕妈妈在孕早期都有不同程度的食欲不振、恶心、呕吐等妊娠反应，但一般都不太严重，并随着孕周的增加而减轻，直至消失。个别孕妈妈的妊娠反应比较强烈，孕吐甚至伴随其整个孕期。

中医认为，妊娠呕吐主要是因为女性受孕后，冲任之气上逆，或者胎热上扰，导致脾胃失和而致。因此在治疗上当健脾养胃、调节气机、降逆止吐。我建议孕妈妈试一试敷脐止吐方，此方疏肝和胃、降逆止呕，而且操作简单，对孕妈妈和胎宝宝都没有副作用。

热敷法：敷脐止吐方

材料准备 黄芩、生栀子各2克，姜半夏1克，公丁香1克，鲜生姜10克。

制作过程 前4味药共研成细末，鲜生姜去皮捣汁，药末与姜汁混合成糊状，备用。

选取穴位 神阙穴。

实施操作 用时将药糊适当加热，填于神阙穴，盖以纱布，用胶布固定。

用法提示 每日1剂，直至孕吐消失。

❀ 中医讲堂·其他对症贴穴方

中医学认为，妊娠呕吐属于"恶阻"范畴，并根据其病因将其分为脾虚失和、痰湿阻胃和肝热犯胃3种类型，脾虚失和上文已经讲过，我们来看一下其他两种妊娠呕吐的贴敷方。

痰湿阻胃型

症状表现 孕后口黏无味，食欲不振，或食后呕吐，有痰涎，心悸少寐。

材料准备 生半夏10克，生姜30克。

制作过程 半夏研成细末，生姜捣烂调成汁，2药混合调成泥糊状。

选取穴位 神阙穴。

实施操作 将药糊贴敷于神阙穴，盖以纱布，用胶布固定。

肝热犯胃型

症状表现 孕后呕吐苦水或酸水，脘闷肋痛，长太息（即经常叹气），精神抑郁，头晕头胀，舌质红，苔薄黄。

材料准备 吴茱萸15克，鲜生姜30克。

制作过程 吴茱萸研成细末，鲜生姜捣烂调成汁，混合调成泥糊状。

选取穴位 涌泉（双）。

实施操作 将药糊贴敷于双足的涌泉穴，盖以纱布，用胶布固定。

❀ 取穴方法一点通

神阙穴： 位于脐窝正中，所以又名脐中，也就是我们常说的肚脐眼。

涌泉穴： 位于人体的足底部。取穴时，将脚趾自然向下蜷曲，足前部凹陷处便于该穴。

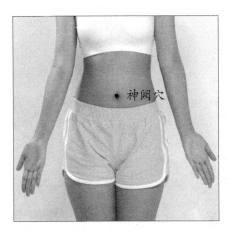
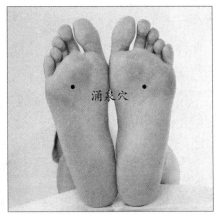

产后恶露不尽

上周在小区散步时，楼下的王阿姨问我，她女儿马上要出月子了，还是恶露不尽，虽然不痛不痒，但淋漓不尽也比较麻烦。怎么办？

产妇在娩出胎儿1周左右，其阴道会分泌出血样分泌物，这就是恶露，它会随着子宫的缩小而慢慢变少、消失。如果产后20日后，产妇仍有恶露排出，就是产后恶露不尽。恶露不尽的患者由于体质虚弱，又处于哺乳期，我一般推荐用比较安全、无副作用的中药贴敷方。

湿敷法：恶露膏

材料准备 艾叶、延胡索、香附、乌药、枳壳、川芎各20克。

制作过程 上药共研成细末，用益母草膏调和为糊膏状，备用。

选取穴位 中极穴、血海穴、三阴交穴。

实施操作 用时取药膏适量，贴敷于上述穴位。

用法提示 每日换药1次。

❀ 取穴方法一点通

中极穴： 位于脐下4寸处。取穴时，采用仰卧位，将耻骨和肚脐连线五等分，由下向上1/5处即为中极穴。

血海穴： 位于膝盖上方，大腿髌底内侧端上2寸处。

三阴交穴： 位于小腿内侧，当足内踝尖上3寸（四横指宽）处。

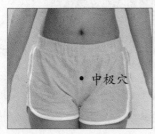
• 中极穴

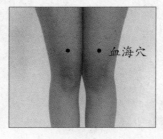
• • 血海穴

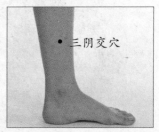
• 三阴交穴

第五章

上有老、下有小，贴穴疗方少不了

相对于刮痧、拔罐、艾灸等其他中医外治法，贴穴疗法操作简单，施治方便，即使完全不懂医学的人也可以轻松驾驭，最主要是无刺激、副作用小，家有老人、小孩，贴穴疗法无疑是安全可靠的"家庭医生"，可以让老人乐享天年，小孩子健康成长。

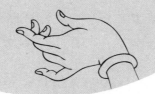

鹅口疮

莉莉7个月了，这两天给她喂奶的时候总是哭闹不止，仔细观察发现孩子口腔上部有白色斑点。莉莉妈以为是奶块，就用湿棉签轻轻地擦拭，可白色斑点很不容易擦掉，用力擦掉的地方会充血，莉莉哭得更凶了，妈妈赶紧带她去医院检查，才知道莉莉得的是鹅口疮。

鹅口疮又叫雪口病，多见于周岁以内的婴儿或新生儿。西医治疗此病通常采用弱碱性溶液，如小苏打水清洗患处，再局部涂药，如1%的甲紫或冰硼油等。但此法治标不治本，好了还会再犯。

中医认为，鹅口疮多是由心脾积热所致。脾开窍于口，口腔黏膜有赖于脾气的煦养，脾经循行舌下；心开窍于舌，心经循行舌上。一旦心脾积热，热气循经上炎，熏灼口舌，就会出现鹅口疮。所以，要彻底治愈鹅口疮，首先要先散去心脾之热，我最常用的治法就是用细辛膏贴敷涌泉穴，这样可导热下行。莉莉只用了1次，白色斑点就消失了大半，也可以正常吃奶了。

泥敷法：消炎细辛膏

材料准备 细辛6克，大蒜1瓣（中等大）。

制作过程 将细辛研成细末，大蒜捣成泥，二者混合调成软膏状，把膏药分别涂于2厘米见方的纱布上，备用。

选取穴位 涌泉穴。

实施操作 睡前贴敷在双足涌泉穴上，用胶布固定。

用法提示 第二天早上取下，每日1次，一般1~2次即可见效。

❋ 中医讲堂·其他对症贴穴方

鹅口疮，归根结底还是宝宝体内虚火较旺，因此建议给鹅口疮患儿适量多喂一些清水，贴敷方也多用冷敷法。如果觉得细辛膏中的大蒜有刺激性，也可以试试下面两个冷敷法，可更好地润燥祛火，导热下行。治疗效果也非常不错。

冷敷方一：三子膏

材料准备 莱菔子、白芥子、地肤子各10克。

制作过程 以上诸药分别炒至微黄，共研细末，以食醋（先煮沸，待凉至温热）调成软膏状，把膏药分次涂于2厘米见方的纱布上（膏厚2毫米，宽1厘米左右），备用。

选取穴位 涌泉穴。

实施操作 分别贴敷在双足涌泉穴上，用胶布固定。

用法提示 每日换药1次，大部分患儿敷药3~5次即可见效。

冷敷方二：栀黄膏

材料准备 栀子15克，生石膏、黄芩、黄连各10克，灯心草5克。

制作过程 以上药材共研成细末，加少许香油调匀，揉成小团状，备用。

选取穴位 神阙穴。

实施操作 贴敷于神阙穴（脐中）。

用法提示 每日敷1次，一般连用2天，重者可连用3天。

✿ 取穴方法一点通

涌泉穴： 位于足底前部凹陷处，第2、第3趾趾缝纹头端与足跟连线的前1/3处。

神阙穴： 位于脐窝正中，又名脐中，也就是我们常说的肚脐眼。

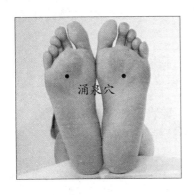

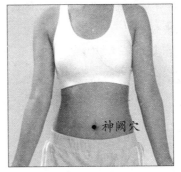

小儿呕吐

　　小宝今年4岁了，平时活泼好动，食欲也很好。周末全家外出游玩，妈妈带了很多小宝爱吃的零食，午餐全家就简单吃了点自带的食物。游玩回来全家去饭店吃大餐，点的都是小宝爱吃的菜。小宝特别高兴，吃了很多。晚上小宝要睡觉了，突然喊肚子疼，接着又呕吐起来，呕吐物酸臭难闻，还有很多不消化的食物。妈妈给小宝喂了点健胃促消化的药，可是都被小宝吐出来了。一宿吐了5次，又哭又闹，家人急坏了，天一亮就赶紧带小宝去医院，考虑到孩子吃不下药，直接带孩子来看中医。

　　小儿呕吐是以乳食从口中吐出为主症的一种儿科常见病。中医认为，小儿处于生长发育阶段，脏腑形态还未完全成熟，各种生理功能还不健全，尤其是脾胃功能较弱。一旦饮食不慎，暴饮暴食或脾胃受寒，就会导致胃失和降，胃气上逆，极易出现呕吐。

　　像小宝这种情况，明显就是饮食过多，脾胃运化不及，停滞胃肠，阻遏气机造成的。对于此病，我通常都是用明矾膏贴敷涌泉穴，对辅助治疗小儿呕吐效果很好。

小儿呕吐经典贴方——明矾膏

材料准备 明矾10克，大米饭适量。

制作过程 将明矾研成细末，调入适量米饭做成饼状，备用。

选取穴位 涌泉穴。

实施操作 贴敷在双足涌泉穴上，用纱布包扎，胶布固定。

用法提示 一般敷药半小时。

搭配治疗 若是搭配神阙穴、中脘穴，效果更佳。

❀ 中医讲堂·其他对症贴穴方

泥敷法：南椒软膏

材料准备 胆南星、胡椒各等份。

制作过程 先将胆南星炒黄后研成细末，再将胡椒研末，与胆南星末混匀，加入少许清水调成稀糊状，备用。

选取穴位 涌泉穴。

实施操作 分别贴敷在双足涌泉穴上，外盖纱布，用胶布固定。

用法提示 每日换药1次，至愈为止。

动物敷法：蚯蚓膏

材料准备 新鲜蚯蚓20克，面粉适量。

制作过程 将蚯蚓捣烂，加入面粉，调成药饼状，备用。

选取穴位 涌泉穴。

实施操作 贴敷在双足涌泉穴上，用纱布包扎，胶布固定。

用法提示 呕止后去药。一般当日即可止呕。

❀ 取穴方法一点通

涌泉穴： 位于足底前部凹陷处，第2、第3趾趾缝纹头端与足跟连线的前1/3处。

神阙穴： 位于脐窝正中，又名脐中，也就是我们常说的肚脐眼。

中脘穴： 位于人体上腹部，前正中线上，脐中上4寸。取穴时，采用仰卧姿势，胸骨下端和肚脐连接线中点即为此穴。

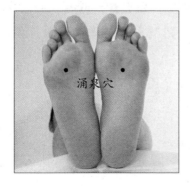

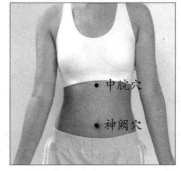

小儿腹泻

　　小蕊2岁了，前几天因为吃多了雪糕和西瓜，拉肚子了，还伴有腹胀腹痛，妈妈带她到社区医院就诊，医生给开了庆大霉素，效果不明显。这几天腹泻越来越严重了，一天要拉五六次，大便呈稀水蛋花状，夹有黏液及未消化之物，气味酸臭。后来又到医院输液，用了氯霉素、保和丸等，治疗一周还是不见好转，这可急坏了爸爸妈妈，怎么办呢？

　　小儿腹泻是婴幼儿时期常见的消化道疾病，以2岁以下的小儿最为多见。大便镜检可有脂肪球或少量白细胞、红细胞，大便病原体检查可有致病性大肠杆菌或病毒检查阳性等。西医治疗通常使用抗生素，但有时效果并不明显，而且会对小儿产生不良影响。

　　中医认为，小儿腹泻主要是由伤食、感受外邪或脾胃虚弱所致。《素问·痹论》说："饮食自倍，肠胃乃伤。"小儿脏腑娇嫩，脾常不足，运化力弱，如果喂养失调、饮食不节制或吃了不干净的东西，过食生冷瓜果或不消化食物，皆能损伤脾胃而发生腹泻。上文中小蕊的腹泻正是由于饮食所伤，并非感染所致，所以西医抗生素治疗无效。对此，我推荐使用止泻散外敷神阙穴，以固肠止泻。

小儿腹泻经典贴方——止泻散

材料准备 五倍子、干姜各10克，吴茱萸、公丁香、川椒、广木香各5克。

制作过程 将以上诸药共同研成细末，用醋或黄酒调成饼状，备用。

选取穴位 神阙穴。

实施操作 贴敷在神阙穴上，外用伤湿膏固定。

用法提示 24小时换药1次。

✿ 中医讲堂·其他对症贴穴方

除了伤食会导致小儿腹泻外，脾胃虚弱、脾肾阳虚及外感风、寒、暑、湿、热之邪均可导致本病的发生。所以，建议家长们在辨清孩子的病因后再选方治疗。

湿敷法：贴敷方

材料准备 ①苦参、苍术各适量（热重用3倍苦参，湿重用3倍苍术）；②肉桂、苍术各等份；③苍术、藁本（按2：1配合）。

制作过程 上药各研细末备用。方①用醋调成糊状；方②、方③用温水调成膏状。

选取穴位 方①涌泉穴，方②、方③神阙穴。

实施操作 方①贴敷于双足涌泉穴，方②、方③贴敷于神阙穴上，均外用纱布覆盖，胶布固定。

用法提示 方①贴4~8小时换药1次，泻缓可延长，用于湿热型小儿腹泻；方②贴24小时换药1次，同时配合用艾灸温灸足三里，每日1次，每次15~30分钟，用于脾虚型小儿腹泻；方③贴24小时换药1次，用于风寒型小儿腹泻。

✿ 取穴方法一点通

神阙穴： 位于脐窝正中，又名脐中，也就是我们常说的肚脐眼。

涌泉穴： 位于足底前部凹陷处，第2、第3趾趾缝纹头端与足跟连线的前1/3处。

足三里： 位于外膝眼下3寸（约四横指），胫骨外侧约一横指处。

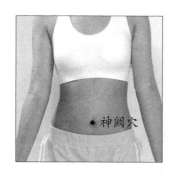
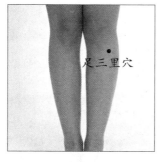
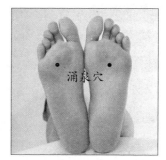

小儿厌食

阳阳，4岁，平时喜欢吃甜食，不爱吃蔬菜，最近2个月饮食明显减少了，饭后还总是恶心、脘腹胀满，每天只吃点面包、零食，喝点牛奶、饮料。妈妈以为阳阳是消化不好，就买了健胃消食片给他吃，连吃了几天，孩子的食欲并没有改善。带孩子去医院检查，医生说是缺锌导致的，吃了补锌剂仍无效。眼看着孩子越来越瘦，妈妈很着急，这可怎么办？

小儿厌食，又称消化功能紊乱，西医诊断主要与缺锌、消化腺分泌功能减低、胃肠功能减弱有关，治疗方法多采用补锌及促消化药，有时能起到一定的改善作用，但长期效果不佳。

中医认为，小儿厌食多是由于饮食不节、喂养不当导致的。小儿脾胃功能不足，饮食不知自节，挑食、偏食，好吃零食，还有些家长缺乏科学喂养知识，给孩子乱补营养品，或过分要求小儿进食，这些不良的饮食习惯都很容易损伤脾胃，时间长了就会使脾失健运，胃不思纳，导致厌食症。所以，治疗此病首先要健运脾胃、消食导滞，用萸术散贴敷中脘穴和神阙穴有助于改善症状。

小儿厌食经典贴方——萸术散

材料准备 吴茱萸、白胡椒、白术各6克。

制作过程 将以上诸药共研细末，用醋调和成软膏状。

选取穴位 中脘穴、神阙穴。

实施操作 贴敷在中脘穴、神阙穴上，用纱布覆盖，胶布固定。

用法提示 每日换药1次，5天为1个疗程。休息3天后，可巩固贴敷1周，以防复发。

搭配治疗 搭配大横穴，效果会更好。

中医讲堂·其他对症贴穴方

小儿厌食，腹部多有胀满。根据中医选穴的近治原则，一般多选位于腹部的神阙穴或脐周穴位和部位，对症贴穴，效果良好。除了茱术散外，栀子、杏仁、青黛、厚朴等用于贴敷相应穴位，疗效也都不错。

泥敷法：栀杏膏

材料准备 栀子、杏仁（去皮）、小红枣（前3味，女孩各用7粒，男孩各用8粒），黍米1撮。

制作过程 将栀子、杏仁共研细末，备用；将黍米、红枣放入碗中，加入适量清水，上锅蒸20分钟后取出，待凉后，将枣核去掉，再加入前2味药粉，一起捣烂如泥状，平摊于一块黑布上。

选取位置 脐腹部。

实施操作 将膏药贴敷于脐腹部，用胶布固定。

湿敷法：五味消食贴

材料准备 青黛、厚朴各6克，丁香、芒硝各3克，冰片1克。

制作过程 将上药共研细末，装瓶备用，每次取适量药末，用鸡蛋清调和成稀糊状。

选取穴位 神阙穴。

实施操作 贴敷于神阙穴，外用纱布覆盖，胶布固定。

取穴方法一点通

中脘穴：位于人体上腹部，前正中线上，当脐中上4寸。取穴时，可从肚脐向上量四横指，前正中线上的点即是中脘穴。

神阙穴：位于脐窝正中，所以又名脐中，也就是我们常说的肚脐眼。

脐腹部：顾名思义就是指肚脐周围的腹部。

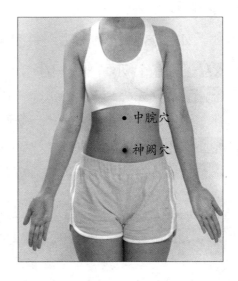

小儿高热

5岁的图图白天在幼儿园玩得好好的，晚上突然发起了高烧，妈妈测量图图口腔体温39.5℃，急忙给孩子用冰袋敷，1小时后测量体温有所下降，可一不敷，体温又升高了。妈妈怕图图烧坏了，给他口服了退热药，体温下降后再次升高。天亮后家人赶紧带图图到医院就诊，血常规检查结果显示血象高，医生开了抗生素，治疗效果也不太理想，图图依然发热、喊头痛，也不吃饭。这是怎么回事呢？

小儿高热主要见于感染性疾病，如流行性感冒、急性扁桃体炎等，西医治疗此病多采用抗生素及退热药，但疗效不稳定，容易反复。在中医学里，高热又称"壮热"，多由外感时疫或寒温失调、外感风热或风寒所致。外感病初起，发热恶寒同时并见，当病邪由表入里，正邪相搏，热邪亢盛，蒸达于外，即可出现壮热。如果不及时退热容易导致各种功能紊乱及严重并发症。所以，中医治疗高热以清热、泻火、解毒为原则。推荐使用退热膏贴敷大椎穴、曲池穴、合谷穴，这3个穴位都有很好的退热作用。

小儿高热经典贴方——退热膏

材料准备 生石膏60克，山栀子、蒲公英各30克。

制作过程 先将生石膏水煎20分钟，取汁备用。将山栀子、蒲公英共研细末，用石膏汁调和成稀糊状，备用。

选取穴位 大椎穴、曲池穴、合谷穴。

实施操作 取适量药膏，分别贴敷于大椎穴、双侧曲池穴和合谷穴上，外盖纱布，用胶布固定。

用法提示 每次贴敷8小时，每日贴2次。

搭配治疗 搭配神阙穴（仰卧，在腹中部，肚脐中央处），效果会更好。

❀ 中医讲堂·其他对症贴穴方

太阳穴主治高热引发的头痛，同样是用于小儿高热的贴敷穴位。

泥敷法：硝黄泥药饼

材料准备 大黄6克，芒硝3克。

制作过程 上药共研细末，再加少量水做成饼状。

选取穴位 太阳穴。

实施操作 将药饼贴敷在两侧太阳穴，上盖纱布，用胶布固定。

用法提示 每日换药1~2次。

❀ 取穴方法一点通

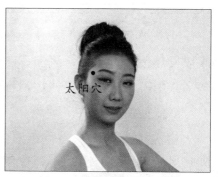

大椎穴：位于颈部下端，第7颈椎棘突下凹陷处。取穴时，低头，用手顺着脖子向下摸，在脖子和背部交接的地方，有一个非常明显的骨性突起，就是第7颈椎棘突，大椎穴就在它下面的凹陷内。

曲池穴：位于肘横纹外侧端，肱骨外上髁内缘凹陷处。取穴时，侧腕，屈肘成90°，肘部横纹外侧尽处即是此穴，左右肘各有一穴。

合谷穴：位于手背面第1掌骨和第2掌骨之间。取穴时，将拇指、食指合拢，肌肉的最高处即是此穴，左右手各有一穴。

太阳穴：位于颞部，眉梢与目外眦之间。取穴时，从眉梢和外眼角的中间位置向后量取一横指，会摸到一个凹陷的地方，此处即是太阳穴。

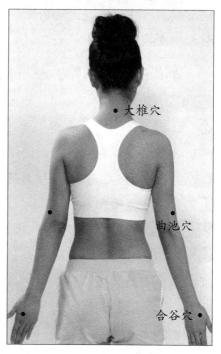

小儿感冒

月月5岁了，可她的身体很柔弱，体质较差，经常感冒、发热。只要一发热，妈妈就果断要求医生给月月静脉滴注抗生素。因为妈妈觉得抗生素能快速降温，让月月好得更快。可是，有时即使用了抗生素，第二天月月的体温仍然会反复，这让妈妈很无奈，抗生素怎么会不起作用呢？

小儿感冒又称伤风，是由病毒或细菌感染引起的上呼吸道炎症，临床以发热怕冷、鼻塞、流涕、咳嗽、头痛身痛、喷嚏为特征。西医治疗本病多采用抗生素，结果往往治标不治本，还容易引发机体对抗生素的耐药性，降低免疫力。

中医认为，小儿感冒主要由于风、寒、热、暑、湿、燥等外邪侵入呼吸道所致，同时也与小儿体质强弱相关，如果小儿平素体质较差，卫外功能减弱，就更容易遭遇外邪侵袭，引发感冒。对此，我推荐使用感冒散贴敷神阙穴的治法，可有效祛邪解毒。

小儿感冒经典贴方——感冒散

材料准备 ①荆芥、防风、杏仁、金银花、板蓝根、赤芍、桂枝各10~15克；②荆芥、柴胡、黄芩、赤芍、连翘、金银花各10~15克；③荆芥、防风、白术、杏仁、紫苏子、金银花各10~15克。

制作过程 ①、②、③药分别研末，加醋调成糊状，备用。

选取穴位 神阙穴。

实施操作 取药糊10~15克贴敷在神阙穴上，用纱布覆盖，胶布固定。

用法提示 每日换药1次。方①适用于风寒感冒；方②适用于风热感冒；方③适用于感冒咳嗽、痰多积食者。

❀ 中医讲堂·其他对症贴穴方

小儿感冒常见有风寒感冒、风热感冒和反复上呼吸道感染3类，常见有效的贴敷方如下。

小儿风寒感冒：泥敷葱豉膏

材料准备 葱白连须3~6个（9~12克），豆豉9~15克。

制作过程 将葱白捣烂如泥，豆豉研末，二味混合加入滚开水少许调和成泥状，备用。

选取穴位 劳宫穴。

实施操作 敷贴于劳宫穴上，外以纱布包扎固定。

用法提示 每日换药1次。

小儿风热感冒：湿敷萸矾膏

材料准备 吴茱萸、明矾各6克。

制作过程 上药共研细末，用鸡蛋清调匀成膏状，备用。

选取穴位 涌泉穴或劳宫穴。

实施操作 贴敷上述二穴，外用纱布包扎固定。

用法提示 每日换药1次。

❀ 取穴方法一点通

神阙穴： 位于脐窝正中，又名脐中，也就是我们常说的肚脐眼。

劳宫穴： 位于手掌心，当第2、第3掌骨之间偏于第3掌骨，取穴时，握拳屈指，中指尖所指的位置即是此穴，左右手各一穴。

涌泉穴： 位于足底前部凹陷处，第2、第3趾趾缝纹头端与足跟连线的前1/3处。取穴时，脚趾并拢、弯曲，在前脚掌会出现一个凹陷的地方，此处便是涌泉穴。

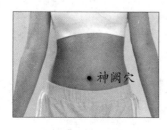
神阙穴

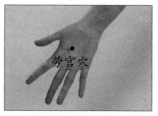
劳宫穴

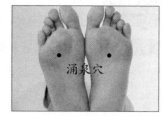
涌泉穴

小儿咳嗽

　　小涵2岁了，最近总是咳嗽，妈妈用自学的推拿手法给小涵按摩，效果不太好。妈妈又带她去医院就诊，肺部听诊两肺呼吸音粗糙，医嘱口服阿奇霉素、小儿止咳糖浆，吃了一周，咳嗽有好转。但是没过几天，咳嗽又反复了，如今都20多天了，小涵还是咳嗽不断，喉有痰鸣，鼻塞，流浊涕，还有点低烧，妈妈都急坏了，这可怎么办呢?

　　小儿呼吸道血管丰富，气管、支气管黏膜娇嫩，易受炎症刺激而继发咳嗽。西医治疗咳嗽多采用抗生素及止咳化痰药，虽可缓解症状，但由于小儿免疫力低下，极易复发。

　　中医认为，咳嗽多由外感风寒、风热所致。咳嗽好发于多风的冬春季节，风为百病之长，常夹寒夹热，而小儿正气不足，又不知自调冷暖，很容易感受风寒、风热之邪，侵犯肺脏，导致肺失宣降，发生咳嗽。小涵的咳嗽就是风热所致，宜采用清热宣肺的治法，而风寒咳嗽，则要疏风散寒，只有对症治疗才能从根本上治愈咳嗽。这两种类型的咳嗽都有对应的贴方，临床疗效都很显著。

小儿咳嗽经典贴方——寒咳膏 / 热咳膏

材料准备 风寒型：桃仁、杏仁、细辛、麻黄各10克；风热型：桃仁、杏仁、柴胡、黄芩、胆南星各10克。

制作过程 将上药分别烘干，共研细末，用醋调成1厘米大小的圆饼状。

选取穴位 膻中穴、肺俞穴。

实施操作 贴敷在膻中穴、双侧肺俞穴上，外用伤湿膏固定。

用法提示 每日1次，3天为1个疗程。

🏵 中医讲堂·贴对穴位巧帮忙

风寒咳嗽痰白清稀，风热咳嗽痰黄黏稠，且不易咳出。辨清病因，再给予对症处理，小儿咳嗽很快就会痊愈。

小儿风热咳嗽：湿敷清热止咳膏

材料准备 生石膏6克，枳实10克，瓜蒌12克，胆矾、冰片各3克。

制作过程 将以上诸药共研细末，用适量凡士林调成糊状备用。

选取穴位 大椎穴、涌泉穴。

实施操作 取适量药膏外敷于大椎穴、双足涌泉穴，用纱布包扎，胶布固定。

用法提示 每日换药1次，连用5~7天。

小儿风寒咳嗽：湿敷加味二陈散

材料准备 紫苏、防风、法半夏、茯苓各4克，陈皮3克，甘草、杏仁各2克，白芥子1克。

制作过程 将以上诸药共研细末，装瓶备用。每次取适量药末，用少许清水调成糊状。

选取穴位 神阙穴。

实施操作 外敷于神阙穴，上盖纱布，用胶布固定。

用法提示 每日换药1次，5次为1个疗程。

🏵 取穴方法一点通

膻中穴：位于人体胸部的正中线上，在两乳头连线之间的中点。

大椎穴：位于颈部下端，第7颈椎棘突下凹陷处。

肺俞穴：位于第3胸椎棘突下旁开1.5寸处。

涌泉穴：位于足底前部凹陷处，第2、第3趾趾缝纹头端与足跟连线的前1/3处。

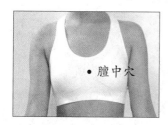
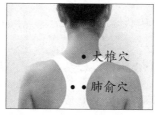
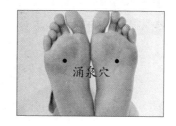

小儿腮腺炎

　　6岁的毛毛从幼儿园回来对妈妈说头痛，妈妈给他试体温发现他发烧了，以为毛毛是着凉感冒了，就给他吃了些感冒药。谁知，到了第二天，毛毛还是发烧，而且左脸颊又红又肿，嘴巴都张不开了，疼得什么东西都不能吃。妈妈急忙带他到医院就诊，医生为毛毛做了检查，诊断为"流行性腮腺炎"，为他开了抗病毒药进行输液治疗。但是，毛毛晕针，没法输液，口服药吃下去又吐出来，这可怎么办呢？

　　流行性腮腺炎又叫痄腮，以5~15岁儿童最为多见，冬春两季发病较多。西医主要采取抗病毒药物口服或输液治疗。对于像毛毛这样不能输液或吃不下药的患儿该怎么办呢？

　　中医认为，小儿腮腺炎是由风温时毒侵袭足少阳胆经，壅阻经脉，使气滞血瘀，凝滞耳下腮部引起的。根据中医经络循行理论，胆经起于外眼角，经耳前耳后向下循行于身体两侧。一旦胆经受邪，毒热就循经上攻腮颊，引发腮颊红肿、疼痛，发炎。因此，治疗腮腺炎首先要清热解毒、祛瘀通络，中医外治常用的是虎杖膏贴敷涌泉穴。

小儿腮腺炎经典贴方——虎杖膏

材料准备 虎杖5克，紫花地丁6克，吴茱萸9克，胆南星3克。

制作过程 以上诸药共研细末，用适量米醋调成膏状，备用。

选取穴位 涌泉穴。

实施操作 贴敷在双足涌泉穴上，用纱布包扎，胶布固定。

用法提示 隔日换药1次，直到痊愈。

❀ 中医讲堂·其他对症贴穴方

　　中医认为，小儿腮腺炎是毒热上侵所致，因此建议家长平时不要给孩子吃过多火锅、薯片、糖果等易上火的食物。在贴穴疗法中也以冷敷法为主，重在清热凉血。

冷敷法：仙人掌蛋清膏

材料准备 仙人掌50克，鸡蛋清1个。

制作过程 将仙人掌去皮、去刺，捣烂，用鸡蛋清调和成稠膏状。

选取位置 发病的一侧或双侧脸颊。

实施操作 贴敷在患处。

用法提示 每天1次。

冷敷法：痄腮膏

材料准备 穿山甲、乳香、没药、赤芍、连翘、生大黄、栀子、大青叶、板蓝根各10克，五灵脂20克。

制作过程 将以上诸药共同研为细末，用蜂蜜调成膏状，备用。

选取位置 发病的一侧或双侧脸颊。

实施操作 取药膏摊在纱布上，冷敷在患处。

用法提示 每24小时换药1次，敷药1~3次可见效。高热者可配合汤药。

❋ 取穴方法一点通

涌泉穴：位于足底前部凹陷处，第2、第3趾趾缝纹头端与足跟连线的前1/3处。

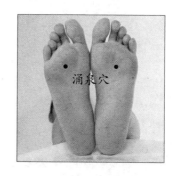

涌泉穴

中医讲堂·生活调养面面观

对于腮腺炎除了要及时治疗外，还需要家长们做好预防：帮助孩子养成良好的个人卫生习惯，注意合理膳食，增加营养，多饮水；在呼吸道疾病流行期间，尽量不要去人员拥挤的公共场所；按时接种疫苗，加强体育锻炼，增强抵抗力。

小儿流口水

　　佳佳2岁半了，漂亮可爱，唯一的毛病就是爱流口水，不论是白天玩耍还是晚上睡觉，她的口水总是不断。为此，她总是围着口水兜，以防口水把衣服弄湿。妈妈也觉得奇怪，佳佳的牙齿明明都已经长齐了，为什么还流口水呢？而且佳佳的食欲也一直不太好，不会是得了什么病吧？妈妈带她到医院检查，结果显示佳佳很健康，那这是怎么回事呢？

　　流口水在医学上称为流涎，是一种唾液分泌增多的症状，多见于5岁以内的婴幼儿。正常情况下，流涎是出牙前的生理现象，随着牙齿萌出，流涎会自动中止。但如果两三岁以后，牙齿长齐时孩子仍然流涎，就有可能是患有某种疾病了，如口腔炎、咽炎、神经系统疾病等。

　　可是佳佳却没查出什么毛病，这是怎么回事呢？中医称流涎为"滞颐"，主要是由于脾失调摄所致。中医认为，涎为脾之液，脾胃虚弱，失于调摄，就会流口水。小儿脾胃功能尚未发育完全，容易导致脾虚流口水，且常伴有消化不良、食欲不振。所以，佳佳的流口水就是因为脾胃虚弱造成的，可以采用止涎膏贴敷涌泉穴配合治疗，这样既能健脾胃，又能补益肾气。

小儿流口水经典贴方——止涎膏

材料准备 胆南星10克，吴茱萸30克。

制作过程 上药共研细末，取5克用陈米醋调成软膏状备用。

选取穴位 涌泉穴。

实施操作 睡前贴敷在双足涌泉穴上，外用纱布包扎，胶布固定。

用法提示 12小时后取下，每天1次，一般3~4次即有效。

🏵 中医讲堂·其他对症贴穴方

根据中医辨证施治的理论，小儿流口水还可分为脾胃虚寒、脾胃积热两种情况。所以，家长在选用贴方时，首先要分清患儿是寒还是热，这样才能取得最佳疗效。

脾胃虚寒型：湿敷肉桂散

症状表现 流出的口水清稀，口角虽然糜烂，但局部灰白不红，常伴有食欲不振、小便清长、大便溏薄等症状。

材料准备 肉桂10克。

制作过程 上药研为细末，用醋调成糊状，再匀摊于2块纱布上，备用。

选取穴位 涌泉穴。

实施操作 临睡前贴敷于双足涌泉穴，用胶布固定。

脾胃炽热型：湿敷滞颐方

症状表现 流出的口水黏稠，口角潮红糜烂，多兼有口气臭秽、小便短赤、大便干结等症状。

材料准备 天南星、五倍子、生甘草各5克，冰片10克。

制作过程 将前3味药共研细末，加入冰片拌匀，用水和醋调成干糊状，备用。

选取穴位 涌泉穴。

实施操作 贴敷于双足涌泉穴，用纱布包扎，胶布固定。

🏵 取穴方法一点通

涌泉穴： 位于足底前部凹陷处，第2、第3趾趾缝纹头端与足跟连线的前1/3处。

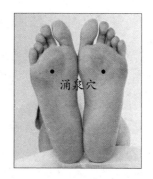

涌泉穴

小儿遗尿

凡凡今年10岁了，可是还在尿床，有时一夜尿2次，夏天还好说，褥子晾晒一下就可以了，冬天就不行了，今天的被褥还没晒干，明天又尿了，父母着急得不得了，也用过各种办法，如晚餐早进食、少饮水、晚睡觉等，有时候气得还骂他，可是都不管用。带他到过多家医院检查，都没发现有什么疾病。凡凡因为尿床的事还被邻居小朋友笑话，弄得自尊心很受伤，越来越自卑了。这可怎么办呢？

小儿遗尿俗称"尿床"，是指3周岁以上的小儿不能自主控制排尿，经常睡中小便自遗，醒后方觉的一种病证。西医检查尿常规及尿培养通常无异常发现，X线检查，部分患儿可发现隐性脊柱裂，或作泌尿道造影可见畸形。如果排除这些疾病因素，西医则无有效的治疗办法。

中医认为，小儿遗尿病位在肾与膀胱，主要是由肾气不固所致，患儿多先天禀赋不足，元气失充。肾阳不足，则不能温养膀胱，膀胱气化功能失调，不能制约尿液，就会发生遗尿，凡凡的病因就在于此。中医的外治法是用加味生姜膏外敷神阙，先温肾益气，然后固涩止遗。

小儿遗尿经典贴方——加味生姜膏

材料准备 生姜30克，炮附子6克，补骨脂12克。

制作过程 将生姜捣成泥，余药研细，与生姜泥和匀成膏状，备用。

选取穴位 神阙穴（即脐中）。

实施操作 每次取药膏5~10克敷于神阙穴，外用纱布覆盖，胶布固定。

用法提示 每天换药1次，3次为1个疗程。

❀ 中医讲堂·其他对症贴穴方

小儿遗尿除了肾气不固的主因外，脾肺气虚也会导致膀胱气化失司，引起遗尿。

脾肺气虚型：湿敷五白膏

症状表现 患儿有少气懒言、神倦乏力、面色萎黄、食欲不振、小便清长、大便溏薄等症状。

材料准备 白芍、白及各10克，白术12克，白矾3克，葱白适量。

制作过程 将前4味药共研细末，葱白捣汁，与药末和匀调成糊状，备用。

选取穴位 涌泉穴、关元穴。

实施操作 睡前取适量药末贴敷于双足涌泉穴、关元穴，以塑料薄膜覆盖，用胶布固定。

用法提示 24小时换药1次，连用10次。

肝经湿热型：湿敷丁桂散

症状表现 尿黄量少、尿味臊臭，性情急躁易怒，或夜间磨牙说梦话。

材料准备 黄芩、泽泻、木通、栀子各10克。

制作过程 上药共研细末，装瓶备用。用时取药粉10~20克，以黄酒（或白酒）调成糊状。

选取穴位 脐部（肚脐周围5厘米的区域）。

实施操作 临睡前贴敷在脐部，用纱布覆盖，胶布固定。

用法提示 每日换药1次，连用5~7天。

❋ 取穴方法一点通

神阙穴： 位于肚脐中部，脐中央。

关元穴： 位于下腹部，肚脐正下方3寸处。取穴时，除拇指外的四指并拢，从肚脐向下量取四横指，小指边缘与前正中线的交点处即是关元穴。

涌泉穴： 位于足底前部凹陷处，第2、第3趾趾缝纹头端与足跟连线的前1/3处。

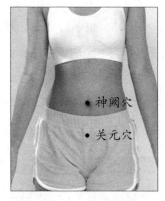

神阙穴
关元穴

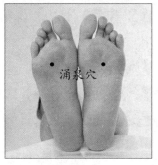

涌泉穴

小儿夜啼

浩浩6个月了，最近半个月一到夜里就会哭闹，一开始妈妈以为他饿了，给他喂奶却不吃，再看纸尿裤也不湿，摸摸小手小脚不凉也不烫，但就是哭。好不容易哄睡了，过一会儿又哭起来。可是白天浩浩却很正常，只是晚上哭，简直是个"夜哭郎"。妈妈曾带他到医院体检，除了大便有点稀薄外，并无其他异常，这是怎么回事呢？

小儿夜啼是指婴儿白天能安静入睡，入夜则啼哭不安，时哭时止，或每夜定时啼哭，甚则通宵达旦，多见于1岁以内的婴儿。饥饿、排便、过冷或过热、尿布湿疹及其他疾病等均可引起啼哭。像浩浩这样没有异常却到夜里就哭闹不止的情况是怎么回事呢？

中医认为，小儿夜啼主要因脾寒、心热、惊恐所致。浩浩哭声低弱、时哭时止、四肢欠温、大便稀薄，是脾脏虚寒的表现。由于夜间属阴，脾为至阴，阴盛则脾寒愈甚，寒邪凝滞，气机不通，不通则痛，因此浩浩一到夜里就会哭闹不安。对此，中医常用的外治法是乌药蝉衣散外敷神阙穴（肚脐）以温脾散寒，肚子不痛了，小儿自然能睡安稳了。

小儿夜啼经典贴方——乌药蝉衣散

材料准备 乌药、僵蚕各10克，蝉蜕15克，琥珀3克，青木香6克，雄黄5克。

制作过程 上药共研细末，装瓶备用。每次取药末10克，用热水调成糊状，涂在纱布上。

选取穴位 神阙穴。

实施操作 晚上贴敷在神阙穴上，用胶布固定。

用法提示 每晚换药1次，7天为1个疗程。

✿ 中医讲堂·其他对症贴穴方

中医根据病因将小儿夜啼分为脾胃虚寒型、心经积热型和惊恐伤神型3类。下面介绍心经积热型和惊恐伤神型这两种类型的小儿夜啼贴敷方。

心经积热型：热敷泻心导赤饼

症状表现 小儿哭声响亮，见灯尤甚，哭时面赤唇红，烦躁不宁，小便短赤，大便秘结。

材料准备 木通2克，生地4克，黄连、甘草、灯心草各1克。

制作过程 上药共研细末，加蜂蜜和水调和成饼。

选取穴位 劳宫穴。

实施操作 趁热贴敷于两手心劳宫穴上，外盖纱布，用胶布固定。

惊恐伤神型：湿敷五砂散

症状表现 夜间突然啼哭，哭声时高时低、时急时缓，神情不安，面色乍青乍白，紧紧依偎母亲，指纹青色。

材料准备 朱砂0.5克，五倍子1.5克，陈细茶适量。

制作过程 上述前2味药共研细末，陈细茶嚼烂，拌匀后加入少许水捏成小饼状，备用。

选取穴位 神阙穴。

实施操作 晚上贴敷于神阙穴，外盖纱布，用胶布固定。

用法提示 每晚换药 1 次。一般 3~6 次即可。

✿ 取穴方法一点通

神阙穴： 位于脐窝正中，所以又名为脐中，也就是我们常说的肚脐眼。

劳宫穴： 位于手掌心，当第2、第3掌骨之间偏于第3掌骨，取穴时，握拳屈指，中指尖所指的位置即是此穴，左右手各1穴。

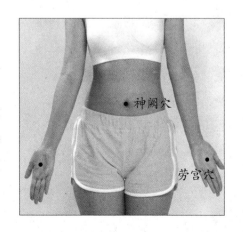

• 神阙穴

劳宫穴

百日咳

　　3岁的东东这两天咳嗽、打喷嚏、流鼻涕，还有点低烧，妈妈以为他感冒了，就拿家里常备的儿童感冒药给他吃。过了几天，东东其他的症状都逐渐减轻，可是咳嗽却越来越厉害，尤其到了夜里，一咳起来就没完没了，鼻涕眼泪直流，吃的东西都吐出来了。妈妈这才意识到问题的严重性，赶紧带东东到医院就诊，医生诊断为百日咳。

　　百日咳，又称为疫咳，多见于5岁以下小儿，病程最长可达3个月左右，故有百日咳之称。其早期症状与感冒很像，常常被误诊，直到患儿出现阵发性痉咳，并伴有鸡鸣声气喘，方知为百日咳。

　　《黄帝内经》中说："肺为咳"，说明咳嗽均与肺相关。小儿形气未充，肺脏娇嫩，卫外功能较弱，外邪入侵，最先伤害的就是肺。此病就是由于时行邪毒从口鼻进入体内，侵袭肺卫，使肺卫失宣，肺气上逆，而出现类似普通感冒咳嗽的症状。因此，治疗百日咳首先要宣肺化痰。除了吃药外，还可以用威灵仙膏贴敷身柱穴，可宣通五脏、理气化痰、降气止咳，辅助治疗百日咳效果不错。

日咳经典贴方——威灵仙膏

材料准备 鲜嫩威灵仙叶适量。

制作过程 将药叶捣烂，加少量红糖捣成糊状，备用。

选取穴位 身柱穴。

实施操作 贴敷在身柱穴上，覆盖油纸，用胶布固定。

用法提示 贴敷30分钟左右，局部有轻度辣感时去掉药物。

❋ 中医讲堂·其他对症贴穴方

　　有些妈妈可能觉得身柱穴不太好找，那可以试试下面这个方子，效果也不错。咳嗽痊愈过程比较慢，建议家长在小儿刚出现咳嗽症状时，就及时给清淡饮食、梨水等饮食调理，对百日咳做到早预防。

湿敷法：归元散

材料准备 黄连、吴茱萸、桂心、山栀子各 10 克。

制作过程 以上诸药共研细末，装瓶备用，每次取适量药末，用米醋调成糊状。

选取穴位 涌泉穴。

实施操作 贴敷在双足涌泉穴上，上盖纱布，用胶布固定。

用法提示 每日换药 1 次，连用 1~2 周。本方可引火归元，对舌带系溃疡的百日咳患儿尤其适宜。

❋ 取穴方法一点通

　　身柱穴：位于人体背部，脊柱正中线上，第 3 胸椎棘突下凹陷中。取穴时，低头，在头颈后面可以摸到一个最隆起的骨头，就是第 7 颈椎棘突，从此向下数到第 3 个比较隆起的骨性突起，便是第 3 胸椎棘突，其下方的凹陷处即是身柱穴。

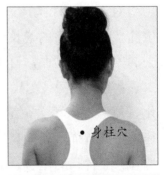

　　涌泉穴：位于足底前部凹陷处，第 2、第 3 趾趾缝纹头端与足跟连线的前 1/3 处。取穴时，脚趾并拢、弯曲，在前脚掌会出现一个凹陷的地方，此处便是涌泉穴，左右脚各有一穴。

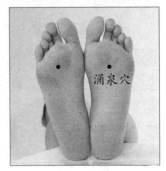

老年人性痛

李大爷，63岁，退休干部，右侧腰部总是隐隐作疼，让老伴或子女帮按揉一番，会有所缓解。平时自觉腰部钝痛，不可久站或久立，仰卧不便；腰痛严重时，整宿不能安睡，或敷热水袋，或让老伴按揉。曾用过腰部理疗仪，做过推拿按摩。当时好像有些效果，但过后腰痛如故。

腰酸背痛腿抽筋，这是老年人经常会遇到的病症，其中又以腰痛最为常见。老人腰痛如果得不到及时治疗或治疗不当，部分患者会转为慢性腰痛，那可受罪了。因此家里老人一旦出现腰痛，建议尽快治疗。

对于老年性腰痛，历代中医认为是肾虚之故。腰为肾之府，肾主骨生髓。随着年龄的增长，肾精逐渐被消耗，肾精亏虚，骨髓不充，腰部失去濡养经脉的精血，自然就软弱无力，就会感到腰痛。老年性腰痛分虚实二证：由风、寒、湿、热、瘀血等内外病邪所引起的腰痛，多和气候变化、外邪侵入相关，痛处拒按，属实证；由肾虚所引起的腰痛，反复发作，隐痛缠绵，痛处喜按，属虚证。很明显，李大爷这个属于虚证腰痛，选择补益肾阳的附子、干姜组成的等腰疼贴热敷患处有助于改善症状。

老年虚证腰痛：热敷腰痛贴

材料准备 制附子、干姜、牛膝各10克，麝香3克。

制作过程 制附子、麝香、牛膝共研成细末，干姜切碎，加少量清水调制成姜汁，备用。

选取穴位 阿是穴。

实施操作 用时取药末适量，用加热后的姜汁调和成泥糊状，贴敷于阿是穴，也就是腰痛处。

用法提示 晚贴晨取。注意此方不可内服。

🏵 中医讲堂·其他对症贴穴方

　　上文讲了虚证腰痛的经典贴敷方，下面我们了解一下实证腰痛的不同贴敷方。临床所见老年人实证腰痛中，最为常见的是风寒湿困和气滞血瘀两种类型，其症状和贴敷方也略有不同。

风寒湿困型

症状表现 腰部冷痛，随气候变凉而加重，休息不能减轻腰痛症状，但热敷后会感觉舒适。

材料准备 桂枝、艾叶、蛇床子各15克。

制作过程 上药共研成细末，装入干净的棉布袋中，备用。

选取部位 腰部。

实施操作 将药袋贴敷于腰痛部位，再用热水袋热敷30分钟。

气滞血瘀型

症状表现 腰部刺痛，夜间痛甚，拒按。患者多有外伤史，痛处肿胀。

材料准备 当归50克，红花30克，乳香、没药各20克，川牛膝15克，醋300毫升。

制作过程 上药放入醋中，浸泡4小时，再倒入锅内煮沸30分钟；将纱布放入醋内，浸透，备用。

选取穴位 腰阳关穴、阿是穴。

实施操作 趁热将浸药纱布贴敷于腰阳关穴和阿是穴（即腰部疼痛点）。

用法提示 每日早晚各1次，每次敷1~2个小时。每次敷药后，用热水袋在药袋上加热30分钟，疗效会更好。

🏵 取穴方法一点通

　　阿是穴： 即腰部疼痛点或压痛点。

　　腰阳关： 又名阳关穴，位于腰部后正中线上，第4腰椎棘突下凹陷处。

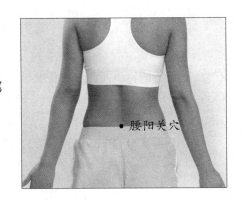

• 腰阳关穴

老年性耳鸣

秦阿姨，57岁。右耳畔总是听到远处的蝉鸣声，不分昼夜地嗡嗡响个不停，弄得秦阿姨心神不宁，烦恼不已。近几个月耳鸣症状加重，有时还会听到轰隆隆的敲鼓声。

中医认为，肾主骨，生髓，耳鸣一般是髓海不足造成的。也就是说，中医治疗耳鸣，主要以补肾益精为主。涌泉穴是肾经的首穴，而通窍止痛的吴茱萸，是治疗耳鸣的贴敷良方。

湿敷法：吴茱萸丸

【材料准备】吴茱萸200克，食醋适量。

【制作过程】吴茱萸研成细末，加入适量食醋，将吴茱萸末调制、揉搓成多个蚕豆大的湿药丸。

【选取穴位】涌泉穴。

【实施操作】趁湿将吴茱萸丸贴敷于涌泉穴，用胶布固定好，然后穿上较紧的袜子。左耳耳鸣贴右侧足心涌泉穴，右耳耳鸣贴左侧足心涌泉穴，双耳耳鸣贴双侧足心涌泉穴。

【用法提示】晚贴晨取，每日1次，连续10次为1疗程。

❀ 取穴方法一点通

涌泉穴：位于人体的足底部。取穴时，将脚趾自然向下蜷曲，足前部凹陷处便于该穴。

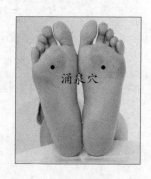

涌泉穴

老年性便秘

苗老师，男，61岁，大学退休教师。有多年便秘史，大便干燥硬结，很难排出，每3~5天排便1次，每次便后自觉有残留不尽的感觉。平时有腹胀、腹痛、食欲减退、头晕等症状。

正常人每天排便1~2次或1天排便1次，但便秘患者每周排便少于2次，并且粪质硬结或量少，排便困难。便秘是老年人的常见症状，几乎1/3的老人都有不同程度的便秘病史。中医认为，老年性便秘大多属于虚证。随着年龄增长，老年人肠道津枯、气血虚弱，从而导致垃圾毒素堆积体内，引发便秘。因此，治疗老年性便秘应以活血润燥为主，常用大黄泻下热结，荡涤肠胃；火麻仁润肠通便。

热敷法：便秘敷脐贴

材料准备 大黄粉10克，火麻仁、郁李仁各30克，薄荷油适量。

制作过程 火麻仁、郁李仁共研成粉，与大黄粉和匀，用适量薄荷油将药粉调制成糊状，备用。

选取穴位 神阙穴。

实施操作 将药糊填于神阙穴，盖以纱布，再用胶布固定。并用热水袋热敷30分钟。

用法提示 隔日更换1次，7天为1疗程。

❀ 取穴方法一点通

神阙穴： 位于脐窝正中，又名脐中，也就是我们常说的肚脐眼。

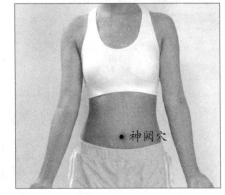

● 神阙穴

老年性失眠症

吴阿姨，59岁，退休干部。自从退休后，就开始失眠。晚上翻来覆去就是睡不着，平均每晚只能睡1~2个小时。晚上睡不好，白天没精神、头晕、乏力，什么活也干不了，这让一向闲不住的吴阿姨很是郁闷。老伴说吴阿姨是闲的，她就开始白天跳广场舞，但不仅失眠症没改变，还差点晕倒在广场。遂来医院就诊。

失眠，中医称为不寐、不得眠。随着年龄的增长，人的睡觉时间也会逐渐缩短。这是因为睡眠是脑部的一种功能活动，脑部神经细胞会随着年龄的增长而不断减少，因此老年人睡觉时间短是一种正常的表现。但如果睡眠时间太短，或入睡困难，或醒后不易入睡，那就是失眠了。

中医认为，老年性失眠与心、肾、肝、脾有密切关系。其中，肾虚是致病之本，血瘀是致病之标。故其治疗以补肾填精治其本，活血化瘀治其标。我建议用灵脂参归丸敷涌泉穴，可谓标本皆治，常获良效。

湿敷法：灵脂参归丸

材料准备 五灵脂10克，川芎、当归、丹参各15克，冰片1克，凡士林适量。

制作过程 上药共研成细末，用凡士林调制成膏状，制作成蚕豆大的药饼。

选取穴位 涌泉穴。

实施操作 每晚临睡前，让患者用热水泡脚，然后趁湿将药饼贴敷于双侧足心的涌泉穴，外用胶布固定。

用法提示 晚睡晨取，10次为1疗程。

✿ 中医讲堂·其他对症贴穴方

中医贴穴疗法治疗老年性失眠，一般多选择涌泉、神阙二穴。前者是肾经的首穴，又是人体最底部的穴位，可引气血下行，改善血循环；神阙穴则沟通表里。在药材选择上，多采用有镇静催眠作用的当归、丹参、枣仁，再配伍夜交藤、五味子等传统的安神药，可以补肾益脑，使机体气血通达、阴阳平衡，从而有效地防治失眠。

六味安神膏

材料准备 丹参、白芍、夜交藤各15克，朱砂8克，酸枣仁、远志各10克。

制作过程 上药共研成细末，装入干净的瓶中密封备用。

选取穴位 神阙穴。

实施操作 用时取药末适量，用凉开水调和成糊状，贴敷于神阙穴，盖以纱布，用胶布固定。

用法提示 每日换药1次，一般3~5次即可见效。

湿敷法：安神膏

材料准备 炒酸枣仁、丹参、夜交藤各50克。

制作过程 上药共研成细末，用蜂蜜调和成软膏状，备用。

选取穴位 神门穴。

实施操作 临睡前取药膏适量，贴敷于神门穴（双），盖以纱布，用胶布固定。

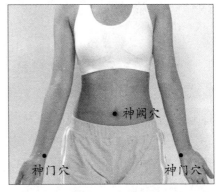

神阙穴

神门穴　　神门穴

❀ 取穴方法一点通

涌泉穴： 位于足底前部凹陷处，第2、第3趾趾缝纹头端与足跟连线的前1/3处。取穴时，脚趾并拢、弯曲，在前脚掌会出现一个凹陷的地方，此处便是涌泉穴，左右脚各有一穴。

神门穴： 位于手腕部位。取穴时，伸掌，尺侧腕屈肌腱的桡侧凹陷处即是神门穴。

神阙穴： 位于脐窝正中，所以又名脐中，也就是我们常说的肚脐眼。

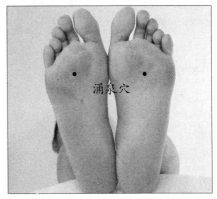

涌泉穴

老年性尿失禁

　　赵大爷，57岁，退休职工，患小便失禁2年有余。自述经常感到腰膝酸软，双足无力。每当尿急时，小便不能控制，奔流而下，犹如决堤，尿液清长。有时咳嗽、打喷嚏时，尿液也会不自主地流出。曾经服用过六味地黄丸、补肾丸等，效果不明显。

　　尿失禁，也称为小便失禁，是指人处于清醒状态下，小便不受控制地自行排出，多见于身体虚弱或久病体弱的老年人，是老年人最常见的疾病之一，与老年人肾精不足，脾肺亏虚大有关联。

　　我给赵大爷开具的五倍首乌固涩膏就是以补益脾肾为主，固涩收敛为辅。其中，五倍子敛肺涩肠，何首乌补益肝肾，贴敷于命门穴和神阙穴，可益肾固脱。

泥敷法：五倍首乌固涩膏

材料准备 五倍子、何首乌各30克，米醋少量。

制作过程 五倍子、何首乌共研成细末，备用。

选取穴位 神阙穴、命门穴。

实施操作 用时取药末适量，用米醋调和成泥膏状，填于神阙穴、命门穴，盖以纱布，外用胶布固定。

用法提示 晚敷晨取，连用5天。5天为1疗程，一般2~3个疗程可见效果。

❀ 取穴方法一点通

　　神阙穴：位于脐窝正中，又名脐中，也就是我们常说的肚脐眼。

　　命门穴：在腰部后正中线上，第2腰椎棘突下凹陷中。

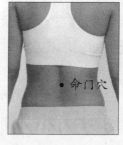
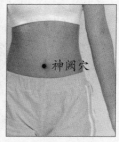

第六章

国医贴穴妙用多，
享"瘦"美丽看得见

贴穴疗法通过将药物直接作用于体表病灶，使局部血液循环加速，对外清热解毒（祛痘消疮）、活血化瘀（祛斑祛黄）、生肌驻颜（增白嫩肤）；对内补益五脏，使机体气血充盈，则"面容于华"，从而改变人的外在形体面容和内在精神气质，达到美容驻颜的目的。

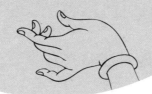

肥 胖

小颖快要结婚了，定了下个月去拍婚纱照。这让体重75千克的小颖压力甚大，已经连续1个礼拜不吃早餐。1周后的小颖成功瘦了2千克，但看上去面部水肿暗淡，浑身无力，下楼梯都摇摇晃晃。妈妈说她这样减肥不对，怕等不到拍婚纱就病倒了，带小颖来找我中医科学减肥。

减肥是女孩子永恒的主题，更不要说准备拍婚纱照的小颖了，但网上盛传的减肥茶、瘦身贴、水果减肥法等并不安全可靠，而且也因人而异。中医按肥胖的发病病机，将肥胖人群分为胃热型、脾虚型、痰湿型和脾肾阳虚型4种类型，不同类型的肥胖有其特殊的减肥方法，不能一概而论。

小颖从小到大一直体型丰满，属于痰湿型肥胖，也是最不容易减肥成功的那种类型。我给小颖开具的是最常用的荷叶敷脐方，并嘱咐她每日早晚分别按摩足三里、气海和命门三穴，每穴按摩3~5分钟，以增强脾、肾二脏的功能，促进新陈代谢，将多余废物排出体外，逐步减肥。

经典减肥良方：荷叶敷脐法

材料准备 干荷叶100克，番泻叶5克，泽泻、山楂各30克。

制作过程 上药共研成细末，备用。

选取穴位 神阙穴。

实施操作 用时取药末适量，用少许茶水调和成泥糊状，贴敷于神阙穴。盖以纱布，用胶布固定。

用法提示 每日换药1次。

❀ 中医讲堂·其他对症贴穴方

胃热型

临床表现 食欲旺盛，性情急躁，喜冷饮，嗜辛辣，小便发黄，大便干结，多伴有口臭。

材料准备 厚朴花、代代花、枳壳、苍术各30克，小茴香、大黄各100克。

制作过程 上药加清水煎3次，3次煎液合并，浓缩成膏状，制成6厘米×6厘米的药饼，装入纱布袋内，备用。

选取穴位 神阙穴。

实施操作 将药袋贴敷于神阙穴，外加包扎固定。

用法提示 7天换药1次，3次为1个疗程。

脾虚型

临床表现 肌肉松弛，四肢水肿，手足无力，懒言，不喜运动，吃完饭就想躺下，易腹泻。

材料准备 半夏、干荷叶各10克，茯苓、泽泻各15克，焦三仙9克，牵牛子、槟榔各5克。

制作过程 上药共研成细末，装入瓶中备用。

选取穴位 神阙穴。

实施操作 用时取药末适量，用鲜荷叶捣烂取汁，或用大黄15克加水煎取汁调成软膏状，贴敷于神阙穴，盖以纱布，用胶布固定。

用法提示 每日换药1次，10天为1个疗程。

脾肾阳虚型

临床表现 形体肥胖，颜面虚浮，乏力，腹胀，畏寒肢冷，舌体胖，苔薄白。

材料准备 桂枝、白术、茯苓、补骨脂、生姜各15克。

制作过程 上药烘干研末，用水调成饼状，装入纱布袋内，备用。

选取穴位 神阙穴。

实施操作 将药袋贴敷于神阙穴，外加包扎固定。

用法提示 10天换药1次，3次为1疗程。

❀ 取穴方法一点通

神阙穴：仰卧，在腹中部，肚脐中央处。

色 斑

Cindy，女，26岁，外企白领。大学毕业后，Cindy经过笔试、面试、复试等层层考核，过五关斩六将，终于跨入一家世界排名五百强的企业，跻身为外企白领。高大上的工作环境，不菲的薪金，外企独有的福利待遇等，都曾被Cindy在同学聚会中宣扬过。然而，2年后的Cindy终于发现，昼夜颠倒的工作习惯（美国的白天是中国的晚上，Cindy经常需要上夜班和美国同事沟通）和高频率使用电脑操作让她本来水当当的皮肤暗淡无光，还滋生了很多雀斑、黑斑。怎么办呢？

中医认为："面部有斑，体内必有瘀。"就是说，面有斑者，多是气血不足，不能荣于面，或者肝气郁结，导致气血瘀滞，色素沉着形成。根据这一原理，我建议Cindy用中药贴敷方，白芍、白僵蚕、白附子等可活血化瘀、解毒生肌，透过皮肤渗透至经络内部，可从根本上化掉瘀血，则斑无根可生，斑点自消。

经典美白良方：净面祛斑方

材料准备 白僵蚕、白附子、白芷、山柰各9克，石膏、滑石各15克，白丁香3克，冰片1克，硼砂6克。

制作过程 上药共研成细末。

选取部位 整个面部，患处为重点。

实施操作 每日早晚洁面后，取药末适量，放入手心，以清水调浓，搓搽面上，30分钟后洗去。

用法提示 每日2次，15天为1个疗程。

美容功效 治疗雀斑，润泽颜色。

搭配治疗 搭配神阙穴（仰卧，在腹中部，肚脐中央处），效果也不错。

❀ 中医讲堂·其他对症贴穴方

中医认为，色斑多为肝郁脾虚或肝肾不足所致，在治疗上以补益肝肾、疏肝健脾为主。在药材选择上，则多选择祛风通络、祛斑增白的白及、白芷、白僵蚕等。

祛斑膏

材料准备 人参、当归尾、白芷、白及、白蔹、白丁香、白茯苓、沉香。

制作过程 将上药按1:2:1:1:1:1:2:1比例研成细末，过100目筛，将药末和熔化的凡士林膏、氨酮混合制成药膏备用。

选取穴位 神阙穴；气滞血瘀者加膈俞穴，肝肾阴虚者加命门穴、肾俞穴。

实施操作 将药膏搓成1.5厘米见方的饼状，将所选的穴位常规消毒后贴敷，医用胶布固定。

用法提示 隔日1次，每次贴4~8小时，10次为1个疗程。

五白祛斑膏

材料准备 白及、白芷各6克，白蔹4.5克，白附子6克，白丁香（即雀粪）4.5克，密陀僧3克，鸡蛋清少许。

制作过程 上药除蛋清外共研成细末，装入干净的瓶中备用。

选取穴位 整个面部。

实施操作 晚上洁面后，取少许药末，用鸡蛋清调和成泥膏状，涂敷于面部斑点处。

用法提示 每晚睡觉前贴敷，晨起洗净。

❀ 取穴方法一点通

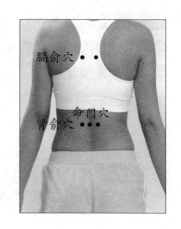

膈俞穴： 位于背部第7胸椎棘突下旁开1.5寸处。取穴时，采用俯卧位，第7胸椎棘突（与肩胛骨下缘平对着的后背正中线）下左右旁开二指宽处，各有一穴。

命门穴： 位于背部，第2腰椎棘突下凹陷处，即与神阙穴（脐中）正对。

肾俞穴： 位于第2腰椎棘突下，旁开1.5寸。

痤 疮

　　Coco，女，20岁，学生，6年痤疮史。都说青春痘是年轻的标志，过了青春期自然就消退了，但从青春期到现在，满脸的青春痘伴随了Coco整整6年。Coco也曾用过不少祛痘产品，但效果时好时不好，最近开始更加严重。正是爱美的年龄，不能盲目尝试各种祛痘产品了，Coco果断来医院中医科就诊。

　　痤疮，就是我们通常所说的青春痘，是一种毛囊皮脂腺的慢性炎症性皮肤病，因好发于青少年，因此俗称为青春痘，多见于面部、胸背部。其医学名为痤疮或粉刺。

　　从中医角度来看，痤疮的发生多因体内热气炽盛而起。患者多嗜食辛辣、油腻、味重的食物，或者情绪不佳，导致肺经热盛，或者脾胃湿热。时间长了，就会灼伤阴津，血热则毒盛，淤积于面，则痤疮出现，就是我们俗称的痘痘。

　　对于青春痘，我通常会推荐大家用芦荟贴敷法，操作最为简单便利，材料也非常好取，最主要是效果非常好。

天然芦荟敷面法

材料准备 天然芦荟1小片。

制作过程 天然的芦荟洗净，捣碎或者榨汁，备用。

选取部位 整个面部。

实施操作 晚上洁面后，将芦荟汁敷在脸上，20分钟后取下，并洗干净脸部，做日常皮肤护理。脸上红红的痘痘就会明显地暗掉，消炎效果非常好。

用法提示 每晚1次，7次为1个疗程。一般1~2个疗程后，明显见效。

搭配治疗 搭配神阙穴（仰卧，在腹中部，肚脐中央处），效果更好。

瘢痕疙瘩

　　我们小区居委会的陈主任找我，问能不能给她调制一个有效的祛疤膏，她女儿调皮，右眼角外缘和太阳穴附近留下两小块瘢痕疙瘩。我问她成疤多久了，陈主任说好像2年了，之前以为孩子小，疤会自己愈合，没理会。现在孩子9岁了，疤好像变大了。

　　瘢痕疙瘩，其实就是我们通常所说的疤痕，是皮肤伤口愈合或不明原因所致的皮肤损伤愈合后所形成的异常瘢痕组织。对于疤痕，我建议大家越早治疗越好，3个月左右是修复疤痕的最好时机。像陈主任女儿的疤痕，时间有些长了，但好在她女儿还小，我给她开了蜈蚣倍子祛疤膏，让他贴敷1~2个月，看是否有效果。

　　中医认为，瘢痕疙瘩是气滞血瘀、痰湿凝聚而致，因此治疗宜行气活血，软坚散结，祛腐生肌。蜈蚣以毒攻毒，通络散结，五倍子消肿敛疮，再加以软结解毒的蜂蜜、黑醋，诸药配伍，共奏软坚散结、祛腐生肌之功。

　　大概2个月后，陈主任说女儿右眼角较小的那个疤痕淡了很多，但太阳穴附近那个大些的疤痕变化不太明显。我让她坚持再贴2个月，并尽量让孩子多吃清淡的食物。

蜈蚣倍子祛疤膏

材料准备 蜈蚣1条（研末），五倍子100克（研末），黑醋250毫升，蜂蜜10克。

制作过程 上药混合调匀，摊于黑布上，备用。

选取部位 瘢痕处。

实施操作 贴敷于瘢痕处。

用法提示 每3~5天换药1次，直至瘢痕软化变平，症状消失。

美容驻颜

在某次学术交流会中，我讲了中医食疗养生的课题。期间，有一位女性站起来说："您刚才讲了，在食材中加1~2种中药材，可以濡养脏腑之精气，使我们身体强壮，肌肤健康有光泽，是不是可以理解为中药可以美容。在场的很多都是女性，老师能给我们讲几个简单无副作用的中医美容秘方吗？"下面立即响起一片掌声。看来，大家对中医美容很感兴趣，那一起来了解一下吧！

中医认为，皮肤是否白净有光泽，主要是靠脏腑精气的充养。如果机体的五脏六腑功能失调，精气就会虚弱，表现在体表外部，就是此人精神萎靡，脸色黯淡无光，也就是我们通常说的"没有精气神儿"。

中医美容，就是提"精气神儿"。具体做法，就是对内服用具有滋阴补肾益肝的中药方，对外贴敷具有驻颜功效的中药膏。在内服方面，通常需要根据患者本人的体质开具不同的验方，来对症调理气血，达到美容驻颜的目的。而穴位贴敷方则没有那么多讲究，只要不过敏，任何体质的人都可以用。下面，给大家介绍一个古代经典美容秘方。

面洁悦泽驻颜膏

材料准备 猪胰5具，芜菁子60克，栝楼仁150克，桃仁30克。

制作过程 以上药物，研成细末，和匀，加入适量黄酒，调成膏状。

选取部位 整个面部。

实施操作 每晚睡前，洁面后用此膏敷面30分钟，然后用温开水清洗干净，进行皮肤常规护理。

用法提示 每日1次，7天为1个疗程。

搭配治疗 搭配涌泉穴（在足底，足心最凹陷处。端坐卷足，在足底掌心前四陷处）、神阙穴（仰卧，在腹中部，肚脐中央处）效果会更明显。